大家好，我是陶小淘！

　　在光明的眼球帝国，我可是无所不能的守护者！很高兴我也来到了你们的世界！从现在开始，我将和大家一起开启探索眼睛的奇妙之旅。

　　让我们向光而行吧！

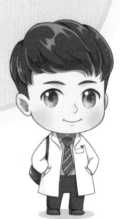

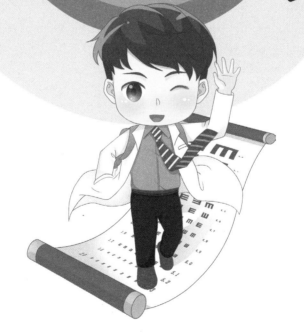

陶勇医生眼健康
科普漫画

「保护眼睛
大作战」

陶勇 著

湖南文艺出版社
HUNAN LITERATURE AND ART PUBLISHING HOUSE

博集天卷
CS-BOOKY

图书在版编目（CIP）数据

保护眼睛大作战 / 陶勇著 . -- 长沙 : 湖南文艺出版社 , 2022.6

ISBN 978-7-5726-0663-2

Ⅰ . ①保⋯ Ⅱ . ①陶⋯ Ⅲ . ①眼－保健－少儿读物 Ⅳ . ① R77-49

中国版本图书馆 CIP 数据核字 (2022) 第 065908 号

上架建议：健康·百科

BAOHU YANJING DAZUOZHAN

保护眼睛大作战

作　　者：陶　勇
出版人：曾赛丰
责任编辑：吕苗莉
监　　制：秦　青　张　笑
策划编辑：陈　皮
特约编辑：崔浩然　陈香香　耿　龙
文案编辑：王　争　郭　徽
营销编辑：杜　莎　杨若冰　王思懿
封面设计：利　锐
版式设计：李　洁
书籍插画：E 画社
内文排版：李　洁
出　　版：湖南文艺出版社
　　　　　（长沙市雨花区东二环一段 508 号 邮编：410014）
网　　址：www.hnwy.net
印　　刷：河北鹏润印刷有限公司
经　　销：新华书店
开　　本：700mm×980mm 1/16
字　　数：247 千字
印　　张：20
版　　次：2022 年 6 月第 1 版
印　　次：2022 年 6 月第 1 次印刷
书　　号：ISBN 978-7-5726-0663-2
定　　价：68.00 元

若有质量问题，请致电质量监督电话：010-59096394
团购电话：010-59320018

PREFACE
自序

我是一名眼科医生，同时也是一个 12 岁女孩的父亲。跟大家一样，我们家里也为孩子的学习和视力操碎了心。不过比起她考试是否拿了 100 分，我更关注的是她的视力能否保持 1.0。我常和她说："爸爸是眼科医生，你要是戴了眼镜，爸爸会很丢人。"好在可以炫耀一下，她现在双眼视力还是 1.5，这让她妈妈和我倍感欣慰。

为了激发她保护眼睛的"斗志"，我跟她开玩笑："如果你小学毕业时没戴眼镜，就战胜了三成同学；初中毕业时还没戴眼镜，就战胜了七成同学；到你高中毕业时，如果还没戴眼镜，就战胜了八成同学。你就是妥妥的人生赢家。"（数据提炼自国家卫健委公布的 2020 年近视专项调查结果。）她要上网课，也喜欢看书，当然，更喜欢看电视，这些都很费眼。我教她 20-20-20 法则（每看 20 分钟近处，就要望向 20 英尺也就是 6 米以外的地方，放松 20 秒）。白天，我们提醒她，给眼睛多一些喘息的机会；晚上睡觉前，我们连哄带骗，给她滴放松眼部的眼药水。看着身边戴眼镜的同学，她很有"成就感"，因此在家里也能做到"谨遵医嘱"。保护孩子视力的大作战要取得胜利，必须全家人一起努力。

她参加了学校的棒球队，因为不戴眼镜，运动时更加方便，击球也更准确。占了视力好的优势，她也感到自豪。在班里，她会把我教的护眼知识分享给同学，得到大家的肯定，这让她很开心。而我也会到一些学校做护眼科普公益讲座，孩子们听得很认真，老师们告诉我，孩子们回到家里会像个"小老师"一样，主动给大人们科普学到的护眼知识。

这给了我启示——减少青少年近视最好的方法，是让孩子成为护眼知识的掌握者和自己的监督者。靠大人时刻盯着，是不现实且无济于事的。孩子们最爱看的，就是漫画和动画片。如果能用孩子们喜欢的卡通形式，来讲述健康用眼知识，或许是一个好办法。就像自己包的饺子自己最爱吃一样，孩子们主动学来的护眼知识，会在生活中运用得最好。

于是，就有了"陶小淘"的诞生。陶小淘是一个萌萌的、可爱的眼科医生，在光明而神秘的眼球帝国，他是一个无所不能的守护者，保卫着眼球居民们的健康和幸福。在这个国度，有一个可爱的小眼球五口之家：还在上幼儿园的淘气弟弟，爱踢球、调皮捣蛋的他，满头大汗时就用手乱擦，没准就会惹得眼睛发炎；小学六年级的姐姐，因为过于热爱学习，已经是个小"近视眼"；而爸爸、妈妈和爷爷，因为各种原因，也都有着各自的眼健康困扰。在一家人嘻嘻哈哈的欢乐生活中，隐藏了很多眼健康的小知识，等待着小读者们自己去探寻。

相信读完这本通俗易懂的漫画书后，无论是大朋友还是小朋友，都会对眼睛的结构、近视的原理、常见的眼病和治疗方法，形成直观深刻的认识，再也不会对各种眼科"医学名词"感到晕头转向了。**每个人都可以做自己眼睛的守护者，和眼睛做好朋友！**

在整本书的编撰绘画上，我们花了不少心思。例如，小眼球家庭每一位成员的名字，或者倒过来念，或者用谐音来念，你会觉得很熟悉，不妨试一试；人物形象，也经过反复打磨，力求可爱并让孩子觉得亲切。孩子们不仅渴求新鲜有趣的知识，还有做"小老师"的天赋。建议爸爸、妈妈、爷爷、奶奶、姥姥、姥爷，和孩子一起来阅读。大家不妨装得"呆"一点，就着书中的内容多提一些问题，让"小老师"们更加活跃、更加"得意"地复述书中学来的知识，教学共进。

我希望，这本书不但能保护孩子们的眼睛，也能增加亲子互动。眼睛是心灵的窗户，爱护眼睛的同时，也能传递亲情。每当编写审稿到疲倦时，我抬头看向窗外漆黑的深夜，想到会有很多孩子在温暖柔和的灯光下翻看这本书，瞪大他们乌黑明亮的眼睛，一本正经地和身旁的家长讨论眼科知识，我就又充满了力量。

感谢我的眼科博士生崔浩然，让眼科知识变得既科学，又易懂；感谢虽然年轻却在脚本故事创作上非常资深的陈香香，她对语句的打磨和精益求精的态度让本书增色不少；还要感谢山西太原的 E 画社团队，他们神奇的画笔让"陶小淘和小眼球们"活灵活现地跳到大家眼前；最后要感谢博集天卷的编辑老师，这是我们合作的第二本书，他们的专业精神一再感染我。有了大家的努力，做"一本孩子喜欢的护眼书"这一想法才成为现实。

本书是"陶小淘"的第一次亮相。未来，他和顽皮可爱的小眼球们还将给大家带来更多有趣实用的漫画故事。为了眼球帝国的视力健康，让我们一起加油吧！

陶勇

2022 年 3 月 25 日

目录
CONTENTS

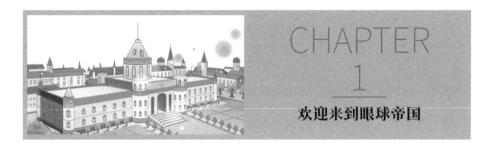

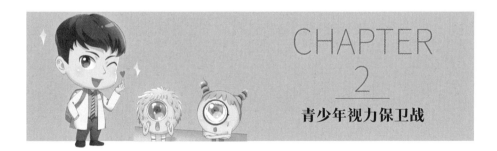

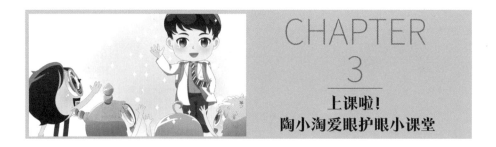

CHAPTER
3
上课啦!
陶小淘爱眼护眼小课堂

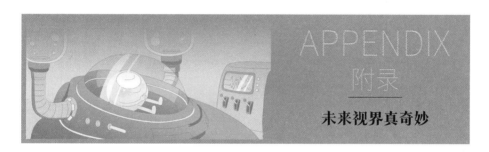

APPENDIX
附录

未来视界真奇妙

人造眼球大猜想！脑机接口能用在眼睛上吗？

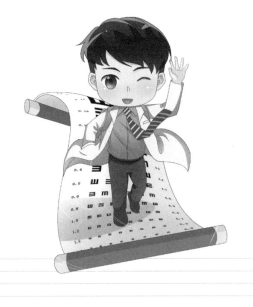

CHAPTER
1

欢迎来到
眼球帝国

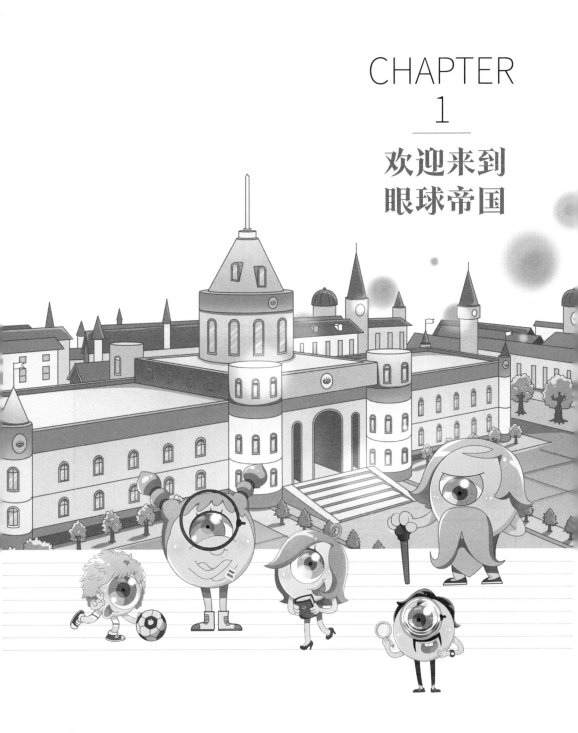

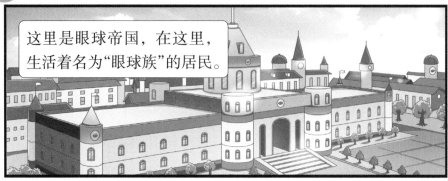

这里是眼球帝国，在这里，生活着名为"眼球族"的居民。

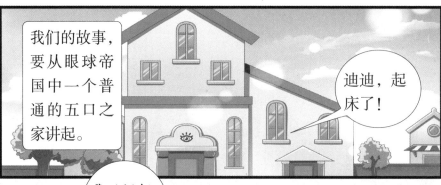

我们的故事，要从眼球帝国中一个普通的五口之家讲起。

迪迪，起床了！

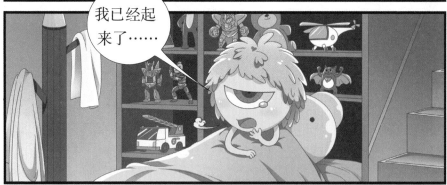

我已经起来了……

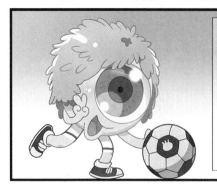

闫迪迪

年龄：4 岁

爱好：玩游戏、看动漫

介绍：闫家小儿子，幼儿园中班在读，妥妥的小淘气一枚。是个虽然有些娇气，但善良可爱的小家伙。

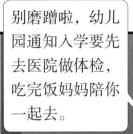

别磨蹭啦，幼儿园通知入学要先去医院做体检，吃完饭妈妈陪你一起去。

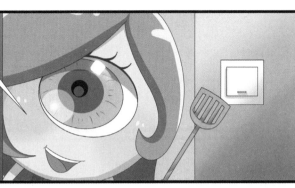

严静甘
年龄：38岁
爱好：烹饪、健身
介绍：闫迪迪和闫诗晶的妈妈，在外是干练精致女白领，在内是万能好妈妈，爱生活、爱家庭，并且特别在意家庭成员的健康状况。

最近又到了眼疾的高发季啊，看来需要提醒大家多注意了。

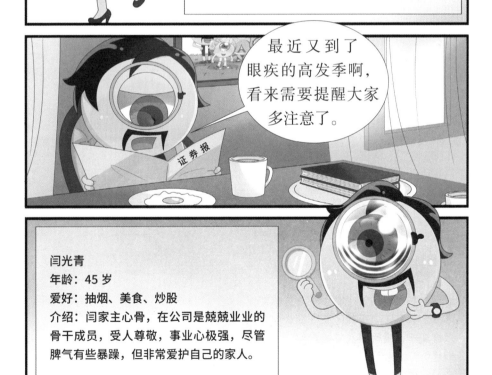

闫光青
年龄：45岁
爱好：抽烟、美食、炒股
介绍：闫家主心骨，在公司是兢兢业业的骨干成员，受人尊敬，事业心极强，尽管脾气有些暴躁，但非常爱护自己的家人。

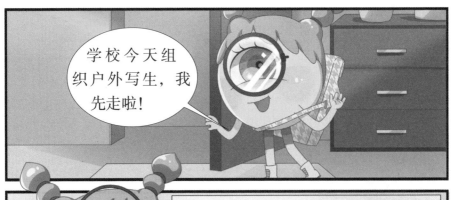

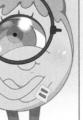
闫诗晶
年龄：12 岁
爱好：绘画、阅读、弹钢琴
介绍：闫家长女，小学六年级学生。活泼可爱、成绩优异、爱好广泛，并且相当自觉自律，对自己要求也很高，以至于有时候过于用功而忽视了自己的身体健康。

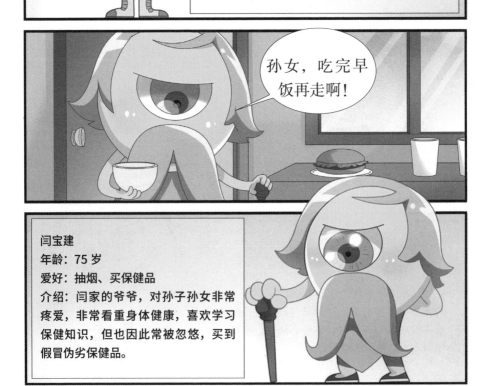
闫宝建
年龄：75 岁
爱好：抽烟、买保健品
介绍：闫家的爷爷，对孙子孙女非常疼爱，非常看重身体健康，喜欢学习保健知识，但也因此常被忽悠，买到假冒伪劣保健品。

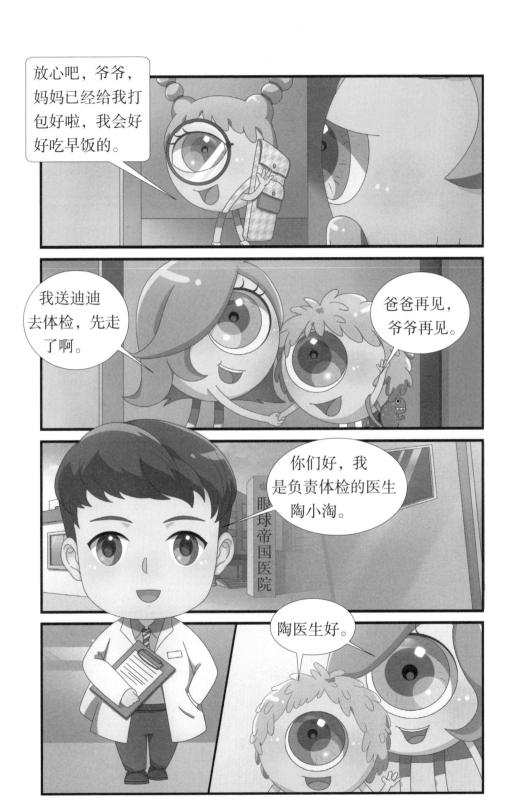

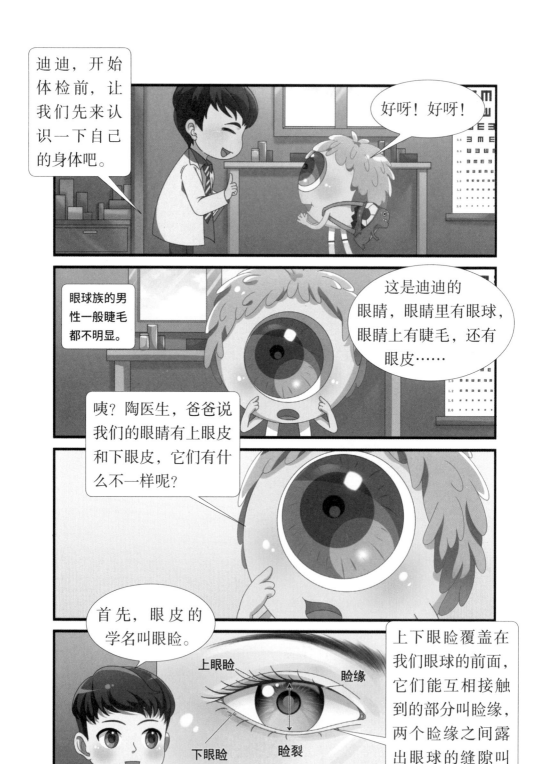

保护眼睛大作战

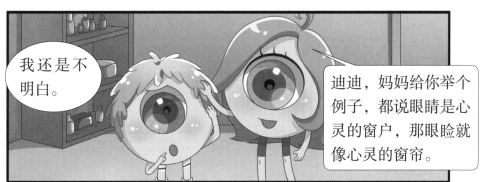

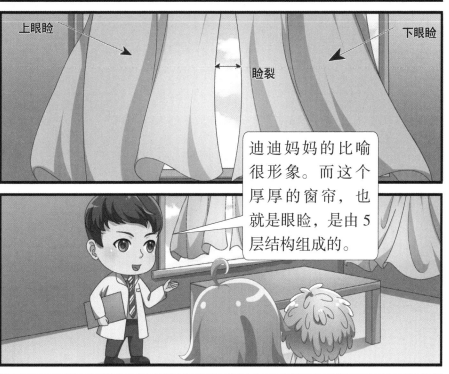

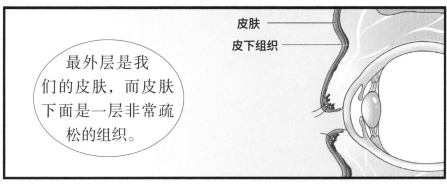

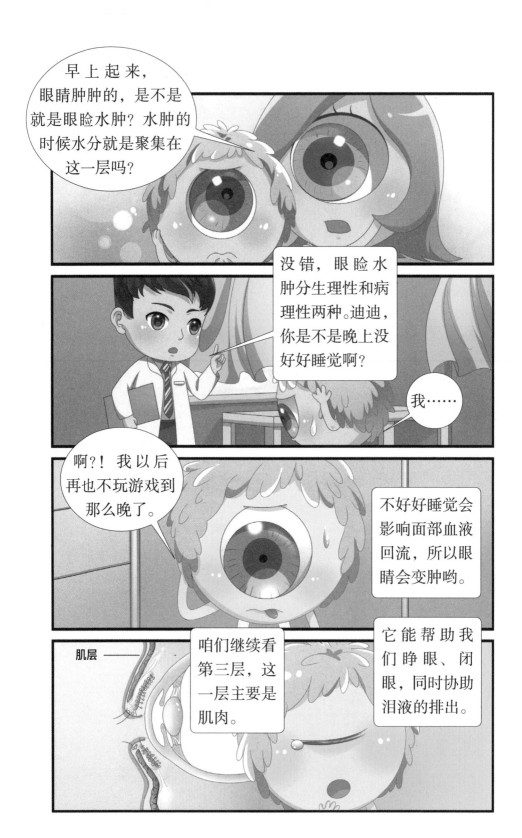

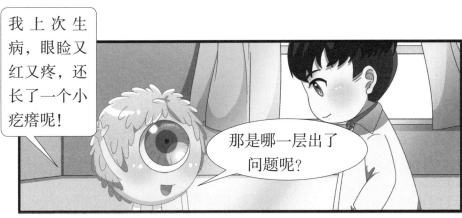

我上次生病，眼睑又红又疼，还长了一个小疙瘩呢！

那是哪一层出了问题呢？

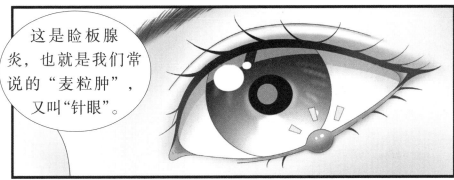

这是睑板腺炎，也就是我们常说的"麦粒肿"，又叫"针眼"。

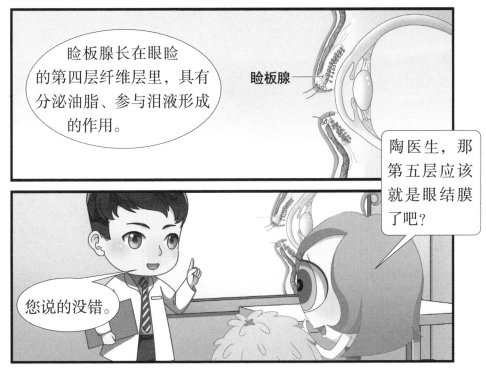

睑板腺长在眼睑的第四层纤维层里，具有分泌油脂、参与泪液形成的作用。

睑板腺——

陶医生，那第五层应该就是眼结膜了吧？

您说的没错。

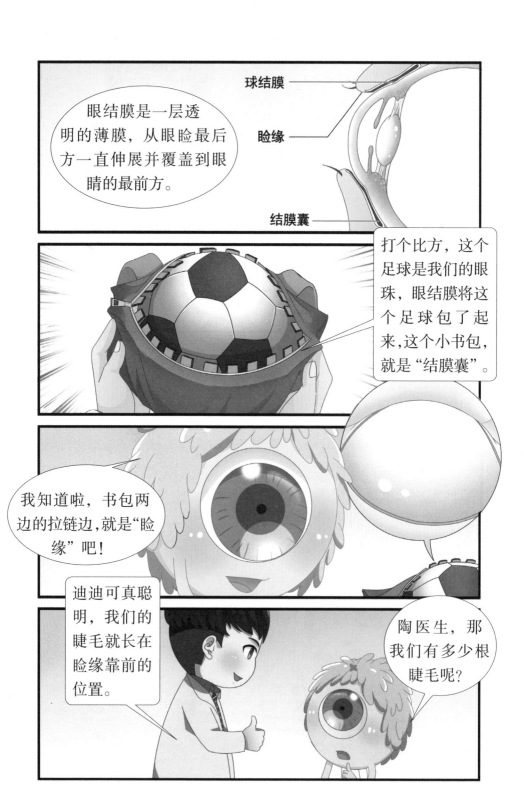

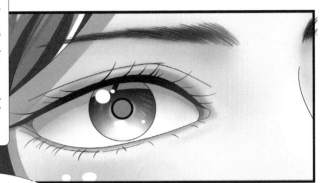

我们的睫毛像秧苗一样长在眼睑边缘。一般上面的睫毛要长得多，有150多根，而下面只有50—70根。有了睫毛，灰尘就不容易进入眼睛了。

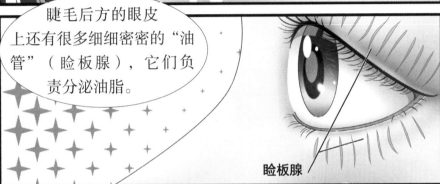

睫毛后方的眼皮上还有很多细细密密的"油管"（睑板腺），它们负责分泌油脂。

睑板腺

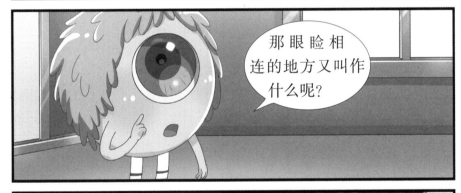

那眼睑相连的地方又叫作什么呢？

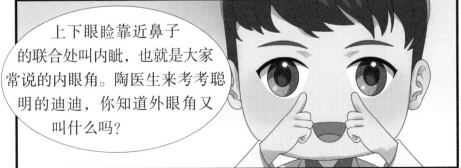

上下眼睑靠近鼻子的联合处叫内眦，也就是大家常说的内眼角。陶医生来考考聪明的迪迪，你知道外眼角又叫什么吗？

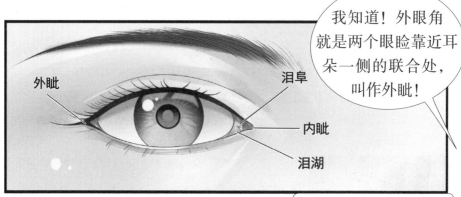

我知道！外眼角就是两个眼睑靠近耳朵一侧的联合处，叫作外眦！

没错，外眦通常是一个锐角，而内眦角度比较圆润，内眦里看起来水汪汪的地方就是泪湖，其中这个"湖中小山"一样的结构就是我们的泪阜。

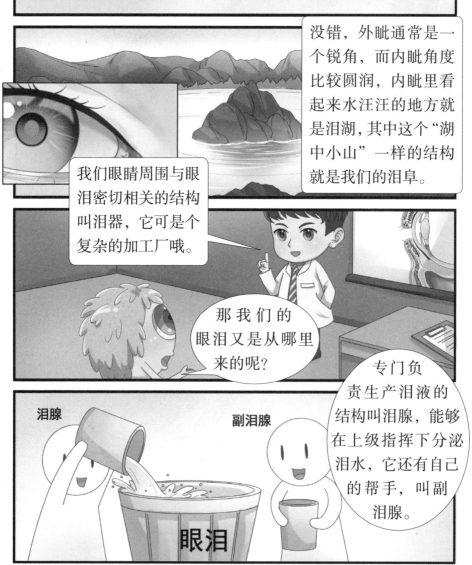

我们眼睛周围与眼泪密切相关的结构叫泪器，它可是个复杂的加工厂哦。

那我们的眼泪又是从哪里来的呢？

专门负责生产泪液的结构叫泪腺，能够在上级指挥下分泌泪水，它还有自己的帮手，叫副泪腺。

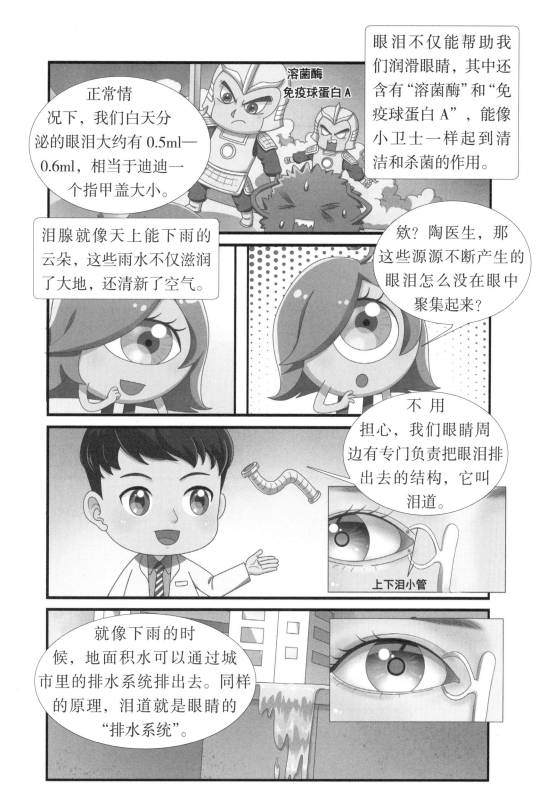

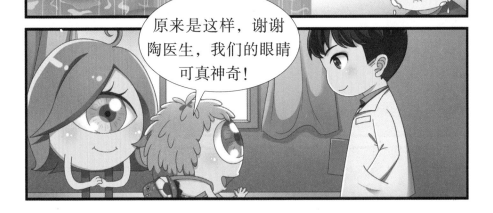

如果城市里下了大暴雨，排水系统来不及把降雨全都排走的话，就会导致城市内涝。

所以，当我们哭泣或者眼睛受刺激的时候，产生的泪液来不及经过泪道排出去，一部分就会从眼睛里流下来，另外一部分则流到鼻腔，形成"鼻涕"。这就是为什么我们哭的时候，会"一把鼻涕一把泪"啦！

原来是这样，谢谢陶医生，我们的眼睛可真神奇！

02 为什么眼睛里容不得沙子？

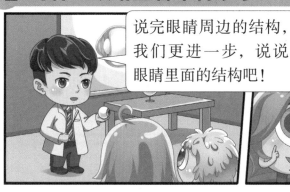

说完眼睛周边的结构，我们更进一步，说说眼睛里面的结构吧！

您提了一个好问题。

陶医生，我一直很好奇，咱们经常提到的角膜到底在哪个位置呢？

我们常说：眼睛是心灵的窗户。

而角膜就像窗户上的玻璃。

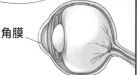

角膜

外界的光线想要进入眼睛，都要先通过这层玻璃。

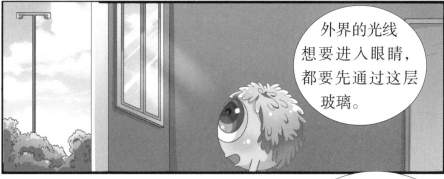

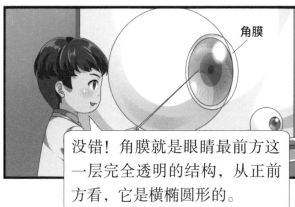

角膜

哇！那角膜也像玻璃一样，是透明的吗？

没错！角膜就是眼睛最前方这一层完全透明的结构，从正前方看，它是横椭圆形的。

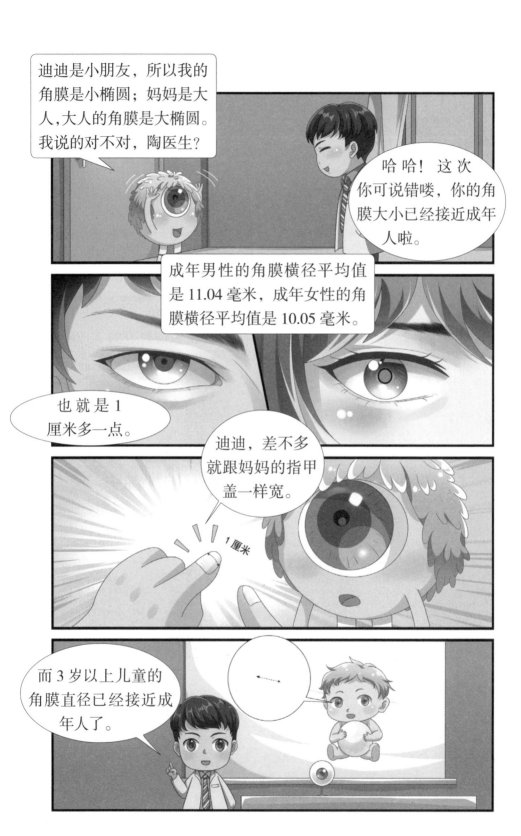

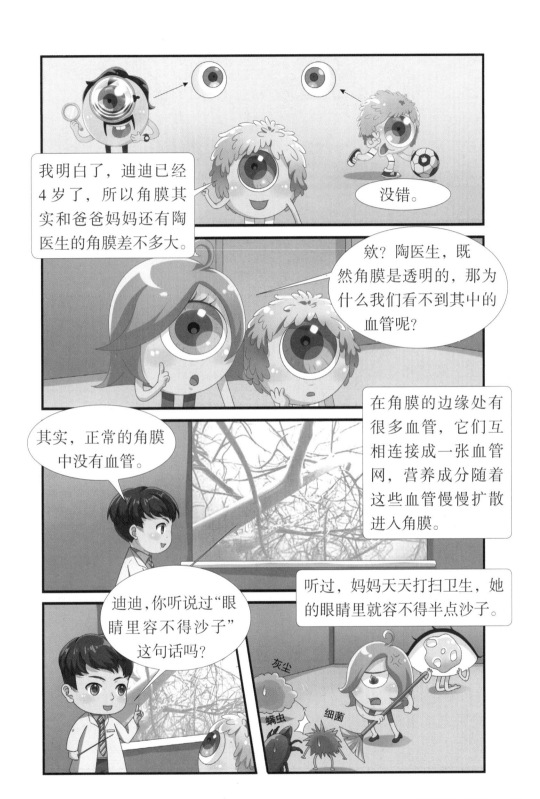

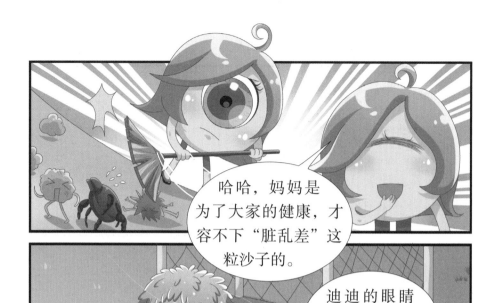

哈哈，妈妈是为了大家的健康，才容不下"脏乱差"这粒沙子的。

迪迪的眼睛里就进过沙子，可难受了。

其实，眼睛里容不得沙子也和角膜有关。

迪迪之所以觉得难受，是因为角膜受了刺激。

角膜具有丰富的感觉神经，它们分布在角膜浅层，所以，任何细微的刺激都能被角膜敏锐地察觉到。

角膜的作用可以总结为：一保护，二穿透，三屈光。保护眼内结构，让光线穿透而入，构成屈光系统帮助成像。

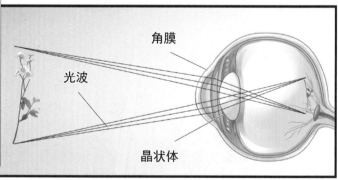

角膜

光波

晶状体

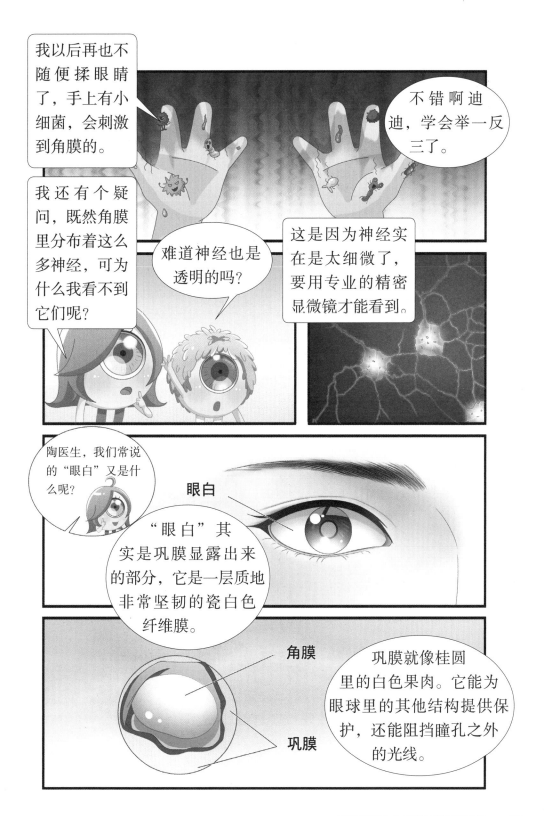

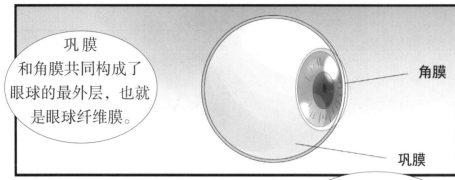

巩膜和角膜共同构成了眼球的最外层，也就是眼球纤维膜。

角膜

巩膜

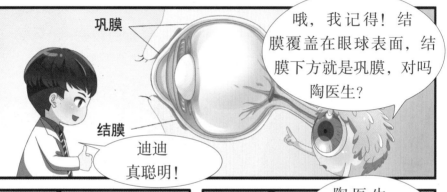

巩膜

结膜

哦，我记得！结膜覆盖在眼球表面，结膜下方就是巩膜，对吗陶医生？

迪迪真聪明！

由于结膜薄而透明，所以我们能看到结膜下方巩膜的颜色，这就是"眼白"。

陶医生，眼球壁上除了纤维膜，还有什么呢？

还有葡萄膜和视网膜！

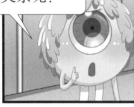

葡萄……膜？它和葡萄有什么关系呢？

葡萄膜位于纤维膜内侧，是眼球壁的第二层膜，因为富含大量血管和色素，所以也叫血管膜或色素膜。

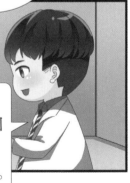

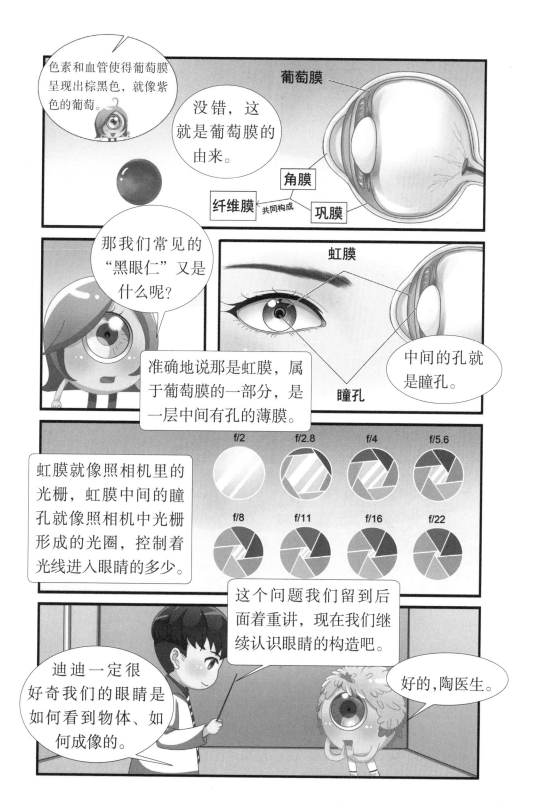

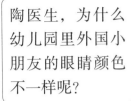

陶医生，为什么幼儿园里外国小朋友的眼睛颜色不一样呢？

因为大家眼睛里虹膜的颜色不一样。

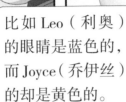

比如 Leo（利奥）的眼睛是蓝色的，而 Joyce（乔伊丝）的却是黄色的。

虹膜　　　　　　虹膜

虹膜的颜色主要和它里面色素的多少有关。白种人因为缺乏色素，所以虹膜呈现出浅黄色或浅蓝色。

角膜

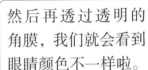

然后再透过透明的角膜，我们就会看到眼睛颜色不一样啦。

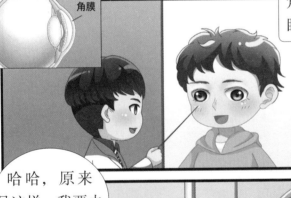

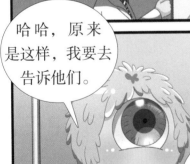

哈哈，原来是这样，我要去告诉他们。

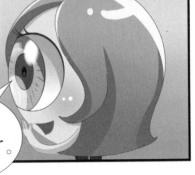

好啦迪迪，又在臭美了。

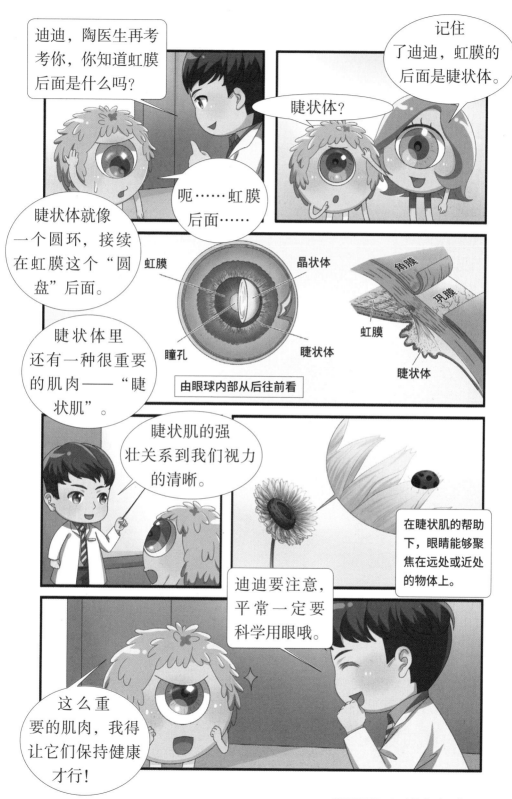

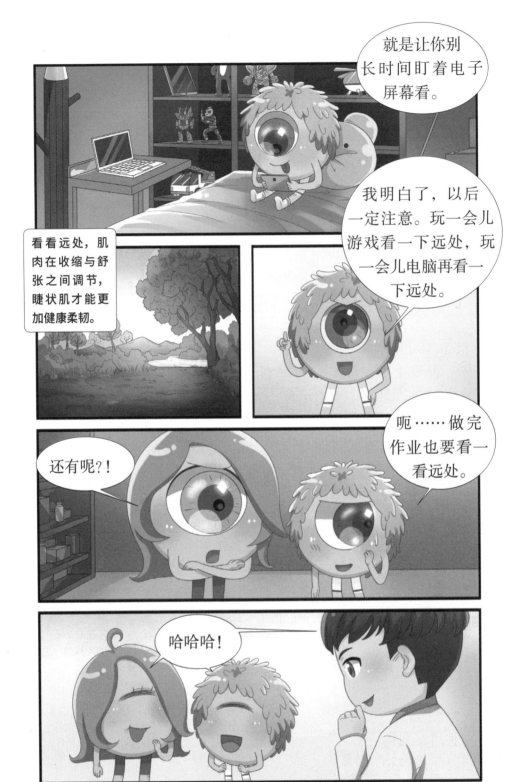

03 视网膜中有个"传令兵"

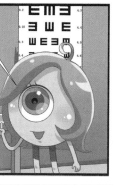

陶医生，我知道虹膜、睫状体和脉络膜共同构成了葡萄膜，那脉络膜又在哪里呢？

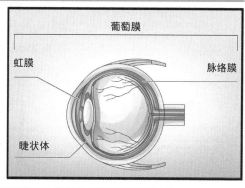

葡萄膜

虹膜

脉络膜

睫状体

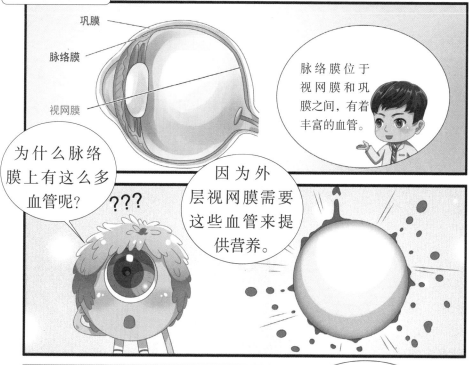

巩膜

脉络膜

视网膜

脉络膜位于视网膜和巩膜之间，有着丰富的血管。

为什么脉络膜上有这么多血管呢？

???

因为外层视网膜需要这些血管来提供营养。

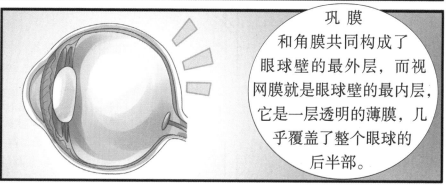

巩膜

和角膜共同构成了眼球壁的最外层，而视网膜就是眼球壁的最内层，它是一层透明的薄膜，几乎覆盖了整个眼球的后半部。

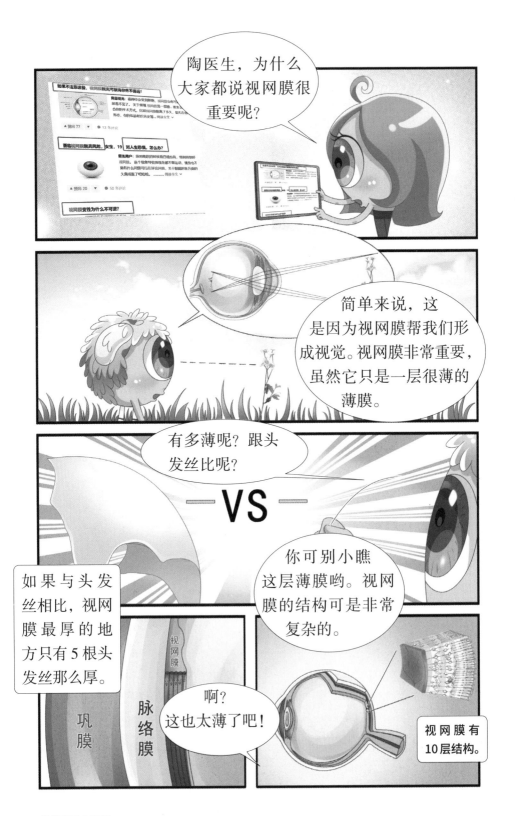

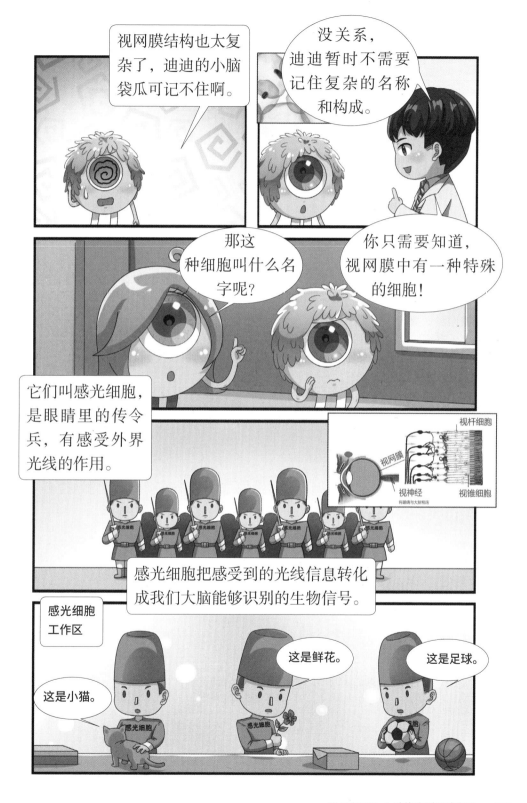

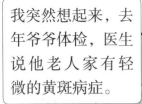

我突然想起来，去年爷爷体检，医生说他老人家有轻微的黄斑病症。

黄斑的位置好像也在视网膜上。

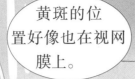

没错，外界光线进入眼睛后，正对着的部分就是视网膜的黄斑。

这里也是我们视力最敏锐的地方。

黄斑中间有一个小凹陷，叫作黄斑中心凹，这里的视网膜最薄，只比1根头发丝的直径稍粗一些。

那视网膜产生的信号又是怎么传输到大脑的呢？

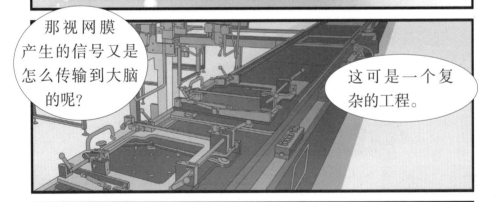

这可是一个复杂的工程。

这些信号在视网膜形成后，会一级一级通过"电缆"传递给视网膜的神经节细胞。

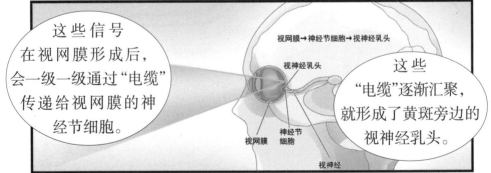

视网膜→神经节细胞→视神经乳头

视神经乳头

视网膜

神经节细胞

视神经

这些"电缆"逐渐汇聚，就形成了黄斑旁边的视神经乳头。

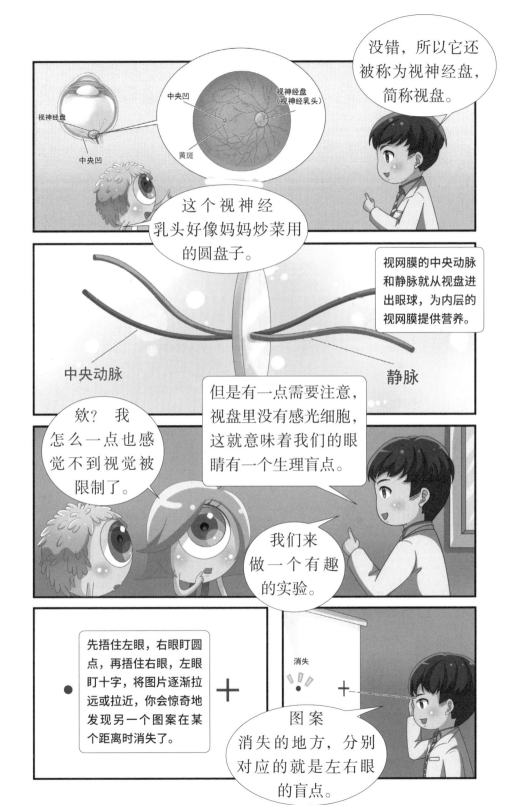

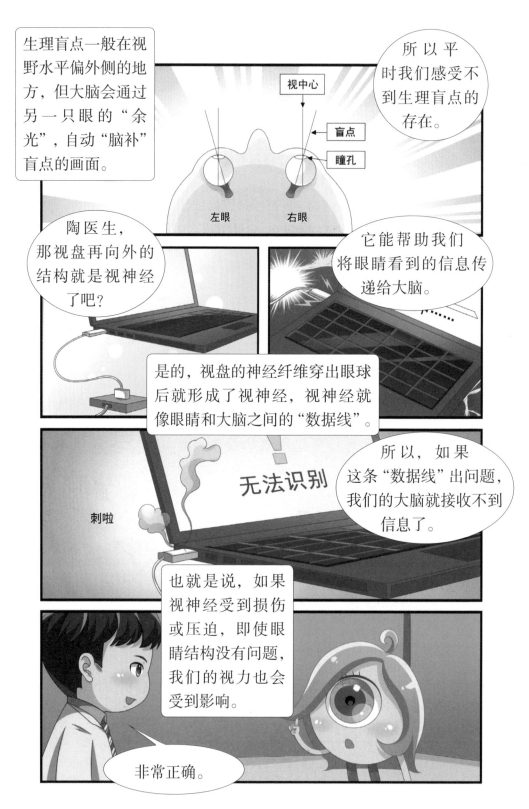

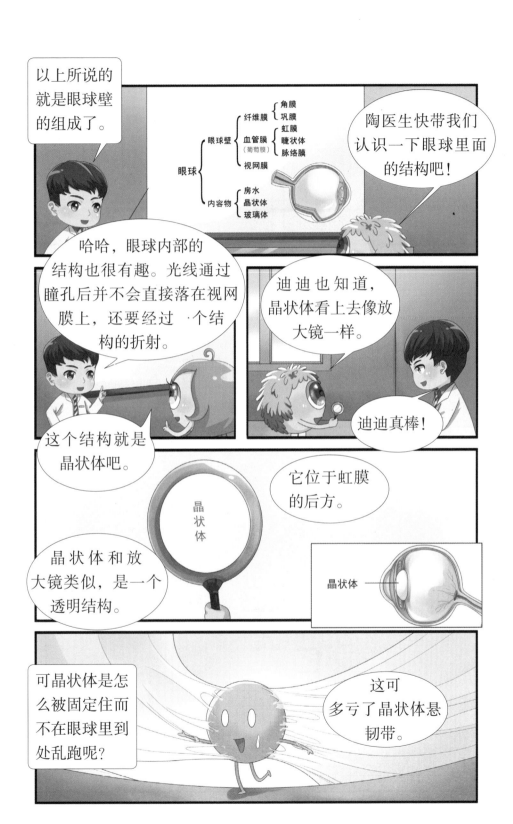

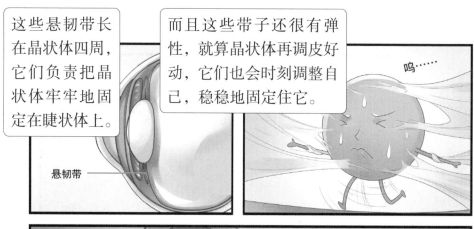

这些悬韧带长在晶状体四周，它们负责把晶状体牢牢地固定在睫状体上。

悬韧带

而且这些带子还很有弹性，就算晶状体再调皮好动，它们也会时刻调整自己，稳稳地固定住它。

呜……

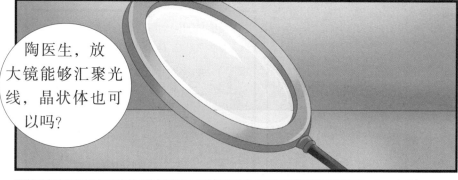

陶医生，放大镜能够汇聚光线，晶状体也可以吗？

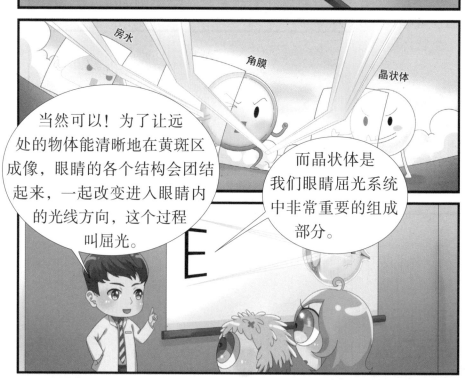

房水

角膜

晶状体

当然可以！为了让远处的物体能清晰地在黄斑区成像，眼睛的各个结构会团结起来，一起改变进入眼睛内的光线方向，这个过程叫屈光。

而晶状体是我们眼睛屈光系统中非常重要的组成部分。

E

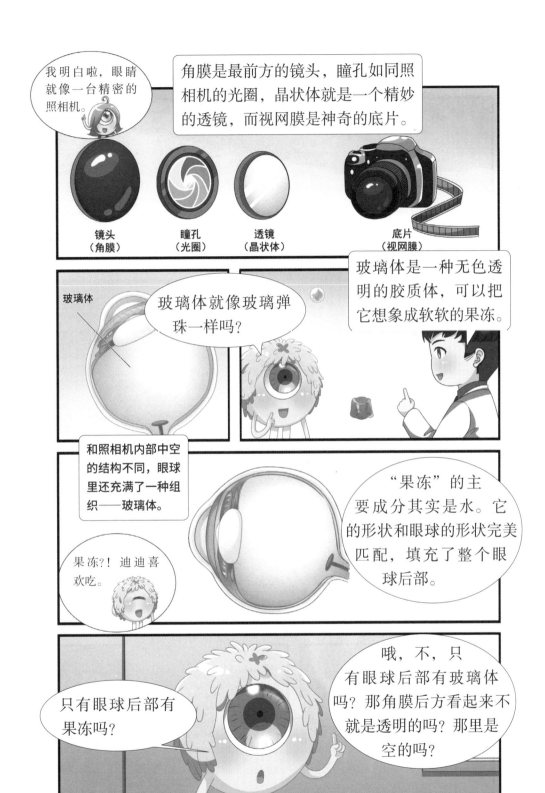

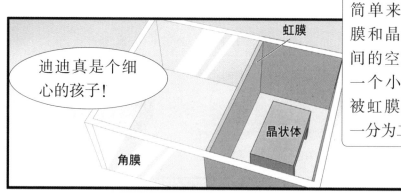

简单来说，角膜和晶状体之间的空隙就像一个小房子，被虹膜这堵墙一分为二。

虹膜

晶状体

角膜

迪迪真是个细心的孩子！

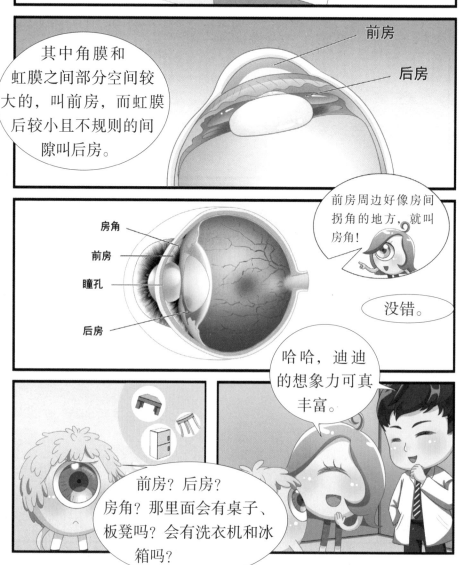

其中角膜和虹膜之间部分空间较大的，叫前房，而虹膜后较小且不规则的间隙叫后房。

前房

后房

房角

前房

瞳孔

后房

前房周边好像房间拐角的地方，就叫房角！

没错。

哈哈，迪迪的想象力可真丰富。

前房？后房？房角？那里面会有桌子、板凳吗？会有洗衣机和冰箱吗？

04 眼睛的成像原理

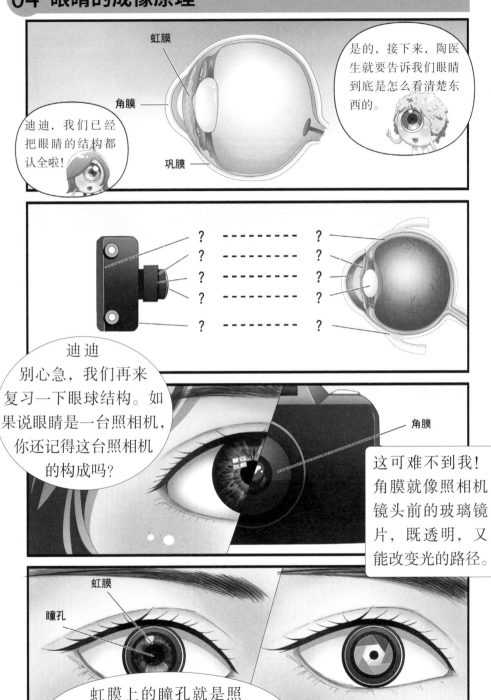

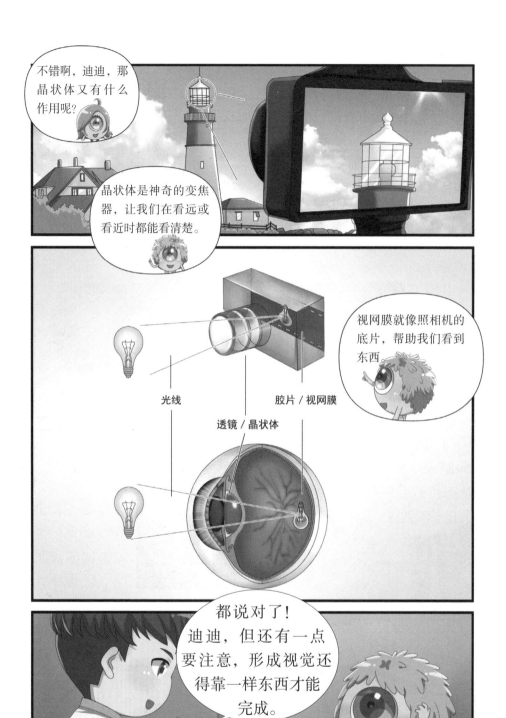

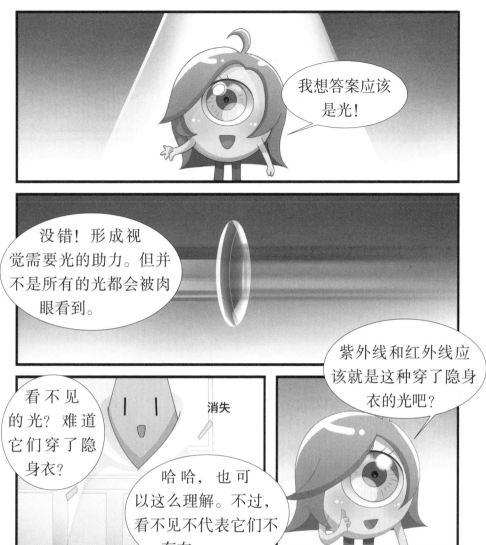

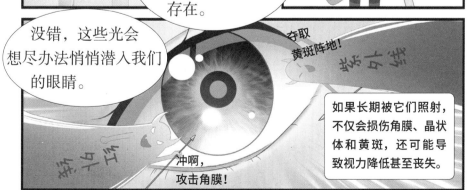

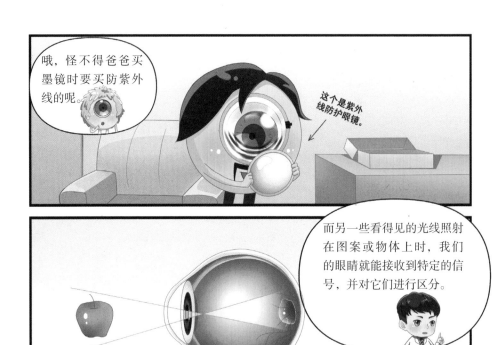

哦，怪不得爸爸买墨镜时要买防紫外线的呢。

这个是紫外线防护眼镜。

而另一些看得见的光线照射在图案或物体上时，我们的眼睛就能接收到特定的信号，并对它们进行区分。

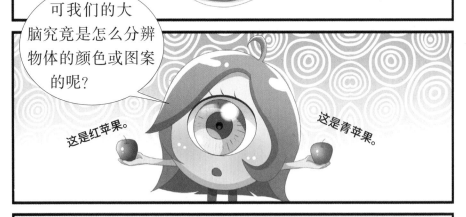

可我们的大脑究竟是怎么分辨物体的颜色或图案的呢？

这是红苹果。

这是青苹果。

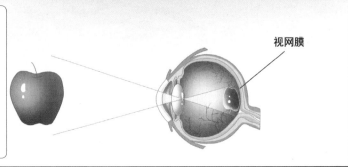

我们已经知道，光线穿过眼睛这个神奇的"照相机"，最终会落在底片上，也就是视网膜上。

视网膜

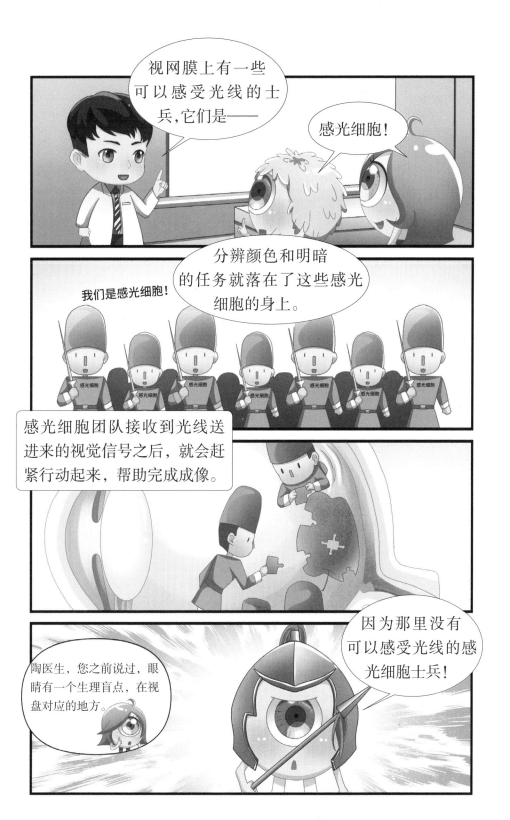

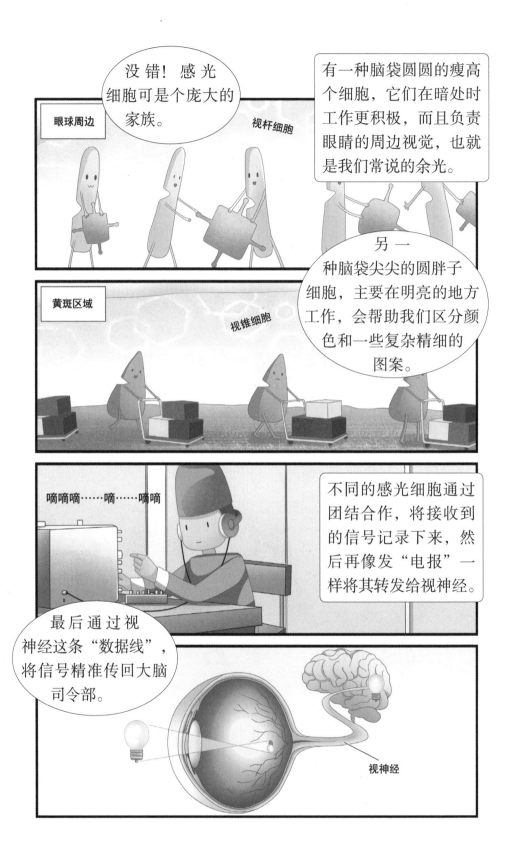

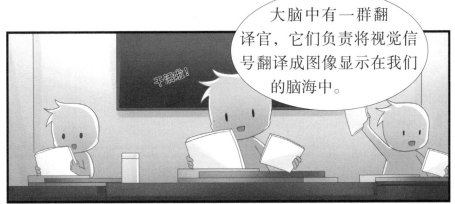

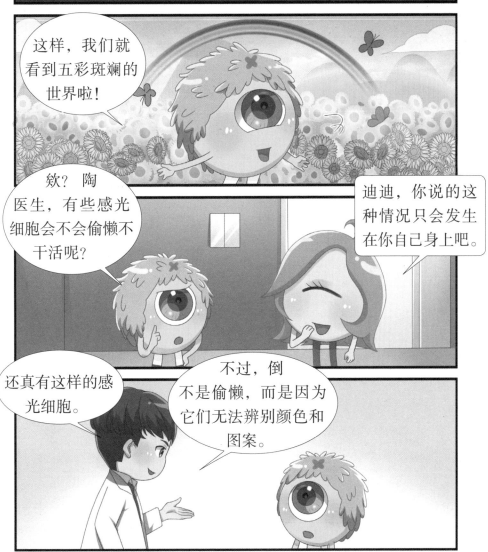

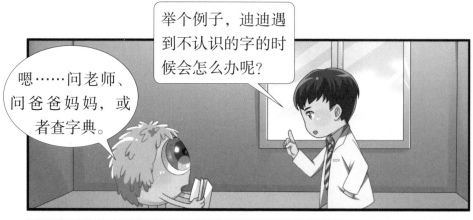

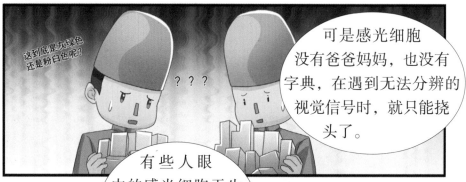

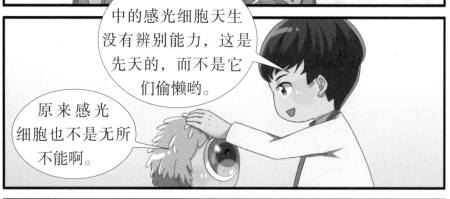

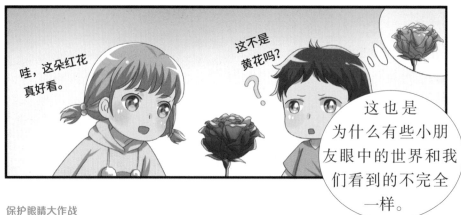

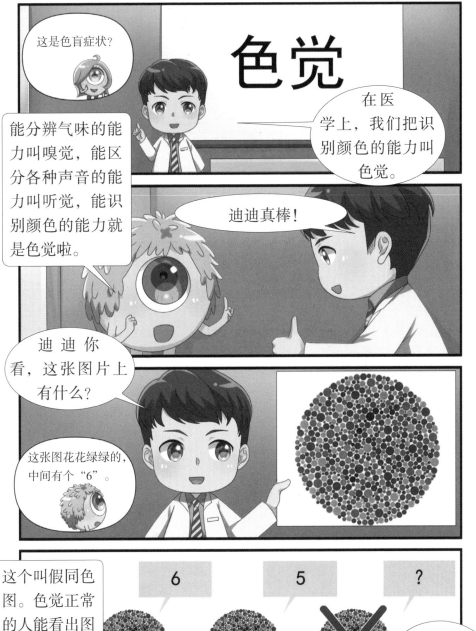

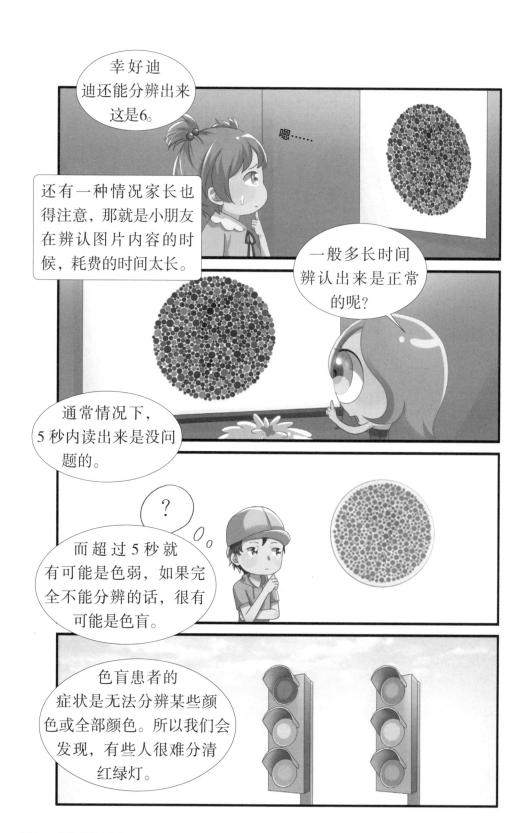

幸好迪迪还能分辨出来这是6。

嗯……

还有一种情况家长也得注意，那就是小朋友在辨认图片内容的时候，耗费的时间太长。

一般多长时间辨认出来是正常的呢？

通常情况下，5秒内读出来是没问题的。

?

而超过5秒就有可能是色弱，如果完全不能分辨的话，很有可能是色盲。

色盲患者的症状是无法分辨某些颜色或全部颜色。所以我们会发现，有些人很难分清红绿灯。

05 眼球运动的秘诀

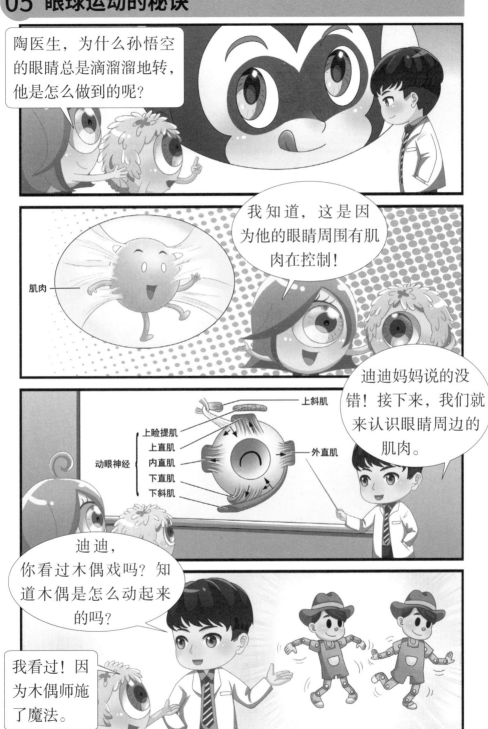

陶医生，为什么孙悟空的眼睛总是滴溜溜地转，他是怎么做到的呢？

我知道，这是因为他的眼睛周围有肌肉在控制！

肌肉

迪迪妈妈说的没错！接下来，我们就来认识眼睛周边的肌肉。

上斜肌

上睑提肌
上直肌
内直肌
下直肌
下斜肌

动眼神经

外直肌

迪迪，你看过木偶戏吗？知道木偶是怎么动起来的吗？

我看过！因为木偶师施了魔法。

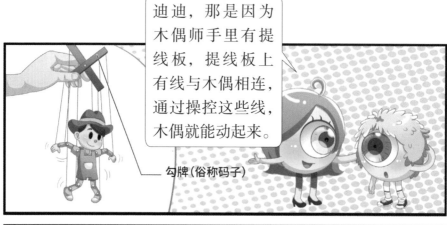

迪迪，那是因为木偶师手里有提线板，提线板上有线与木偶相连，通过操控这些线，木偶就能动起来。

勾牌（俗称码子）

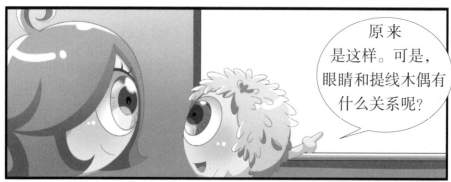

原来是这样。可是，眼睛和提线木偶有什么关系呢？

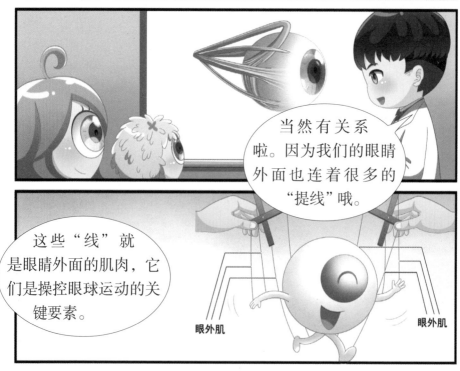

当然有关系啦。因为我们的眼睛外面也连着很多的"提线"哦。

这些"线"就是眼睛外面的肌肉，它们是操控眼球运动的关键要素。

眼外肌

眼外肌

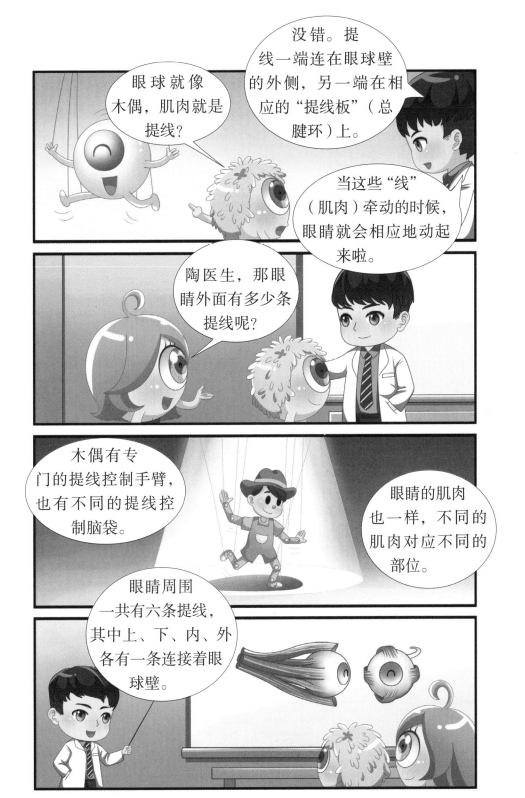

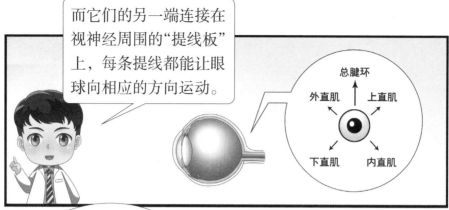

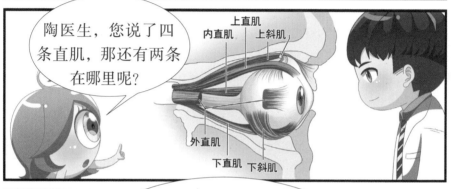

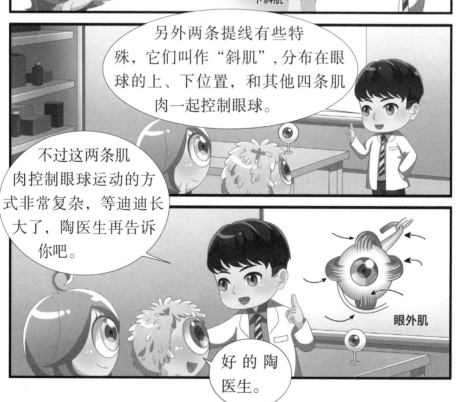

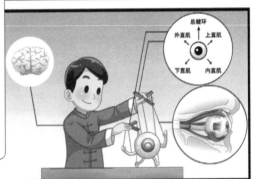

陶医生，我还有一点不明白，木偶之所以会动是因为有专门的木偶师操控，可谁来操控眼球运动呢？

当我们想要转动眼睛的时候，大脑会发信号给眼球周围的肌肉，这一条条肌肉就会像"提线"一样，带动眼球转起来啦。

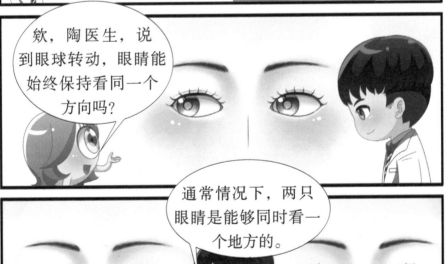

欸，陶医生，说到眼球转动，眼睛能始终保持看同一个方向吗？

通常情况下，两只眼睛是能够同时看一个地方的。

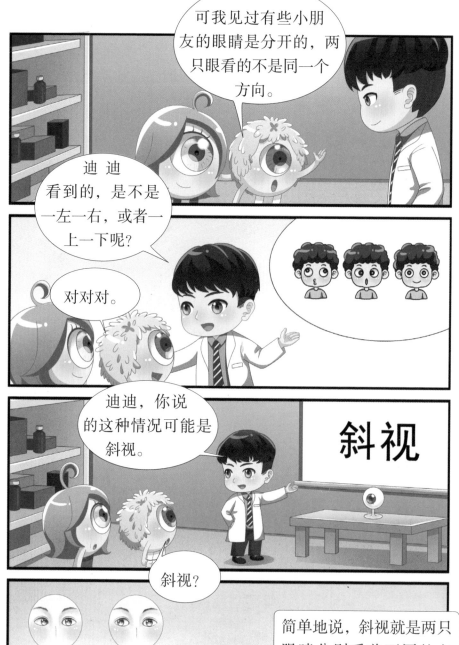

简单地说，斜视就是两只眼睛分别看着不同的方向。从表现上来说，有偏内、偏外或上下不正的情形，最常见的就是"瞟眼"，眼科上叫外斜视。

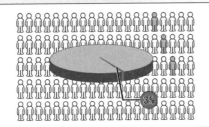

数据显示，每一百个小朋友当中，就有三四个小朋友患有斜视。

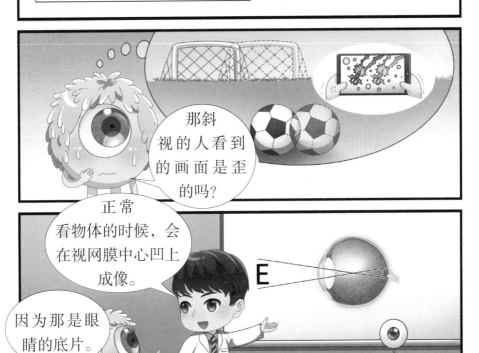

那斜视的人看到的画面是歪的吗？

正常看物体的时候，会在视网膜中心凹上成像。

因为那是眼睛的底片。

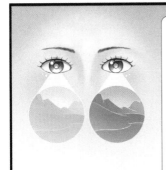

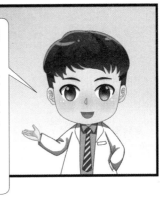

但是斜视患者的底片和我们不一样，他们的成像点会落在中心凹以外的位置。位置不正，可能就会出现重影、看不清等问题。

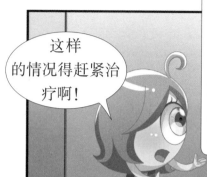

这样的情况得赶紧治疗啊！

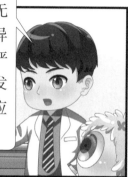

没错。斜视不仅影响美观，还可能造成无法弥补的视觉功能异常和弱视等问题，严重影响孩子的未来发展。所以一经发现应立即治疗。

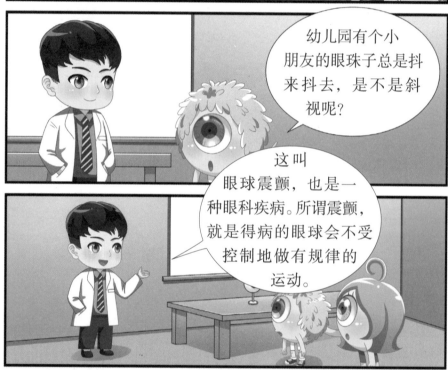

幼儿园有个小朋友的眼珠子总是抖来抖去，是不是斜视呢？

这叫眼球震颤，也是一种眼科疾病。所谓震颤，就是得病的眼球会不受控制地做有规律的运动。

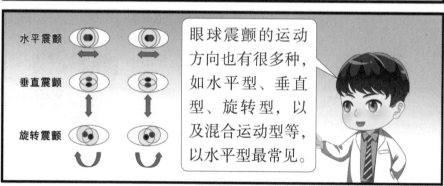

水平震颤

垂直震颤

旋转震颤

眼球震颤的运动方向也有很多种，如水平型、垂直型、旋转型，以及混合运动型等，以水平型最常见。

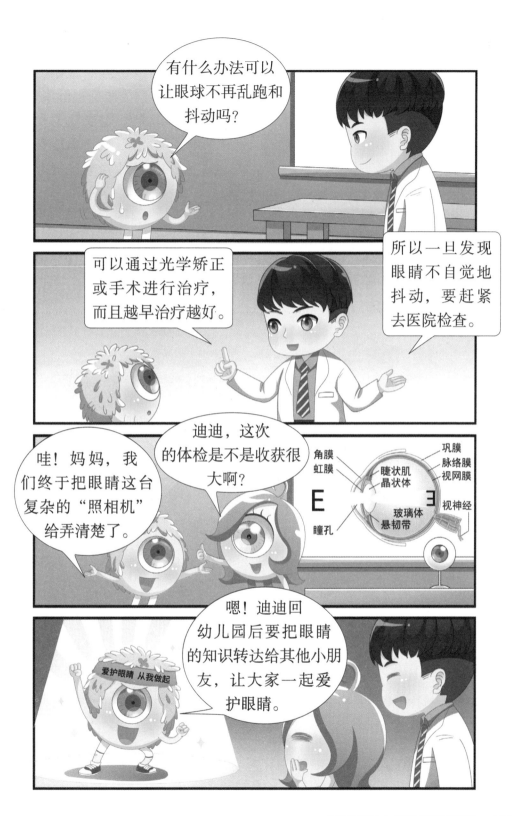

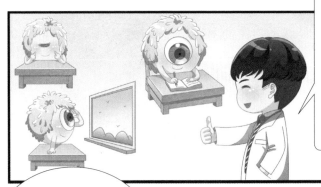

真棒！那这次体检到这里就结束啦，迪迪的眼睛很健康。但是一定要注意科学用眼哦，不能长时间盯着电子屏幕看，要劳逸结合。

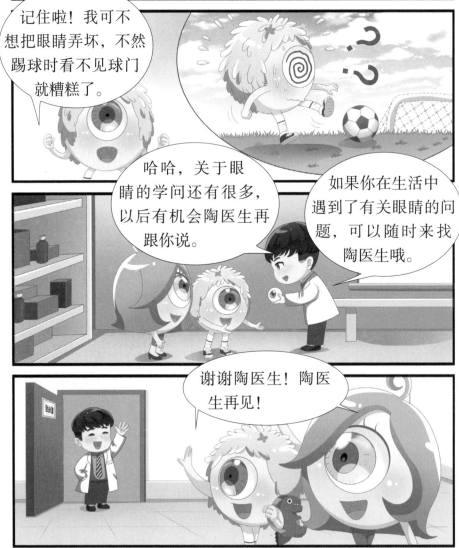

记住啦！我可不想把眼睛弄坏，不然踢球时看不见球门就糟糕了。

哈哈，关于眼睛的学问还有很多，以后有机会陶医生再跟你说。

如果你在生活中遇到了有关眼睛的问题，可以随时来找陶医生哦。

谢谢陶医生！陶医生再见！

CHAPTER
2

青少年
视力保卫战

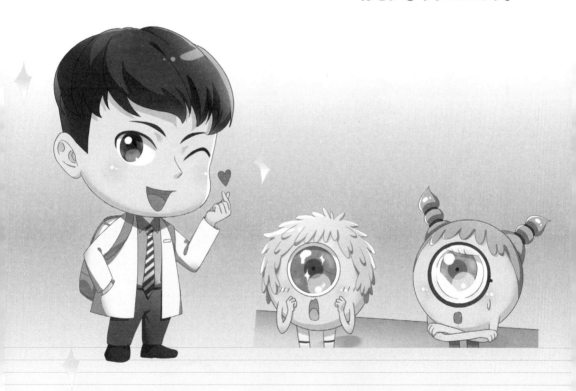

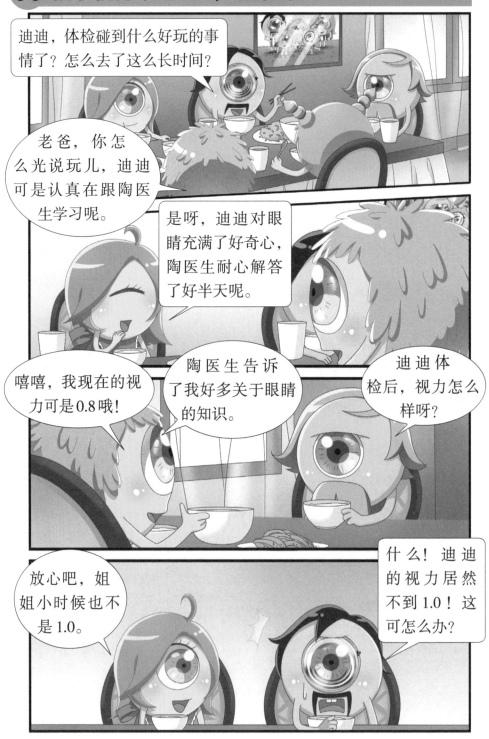

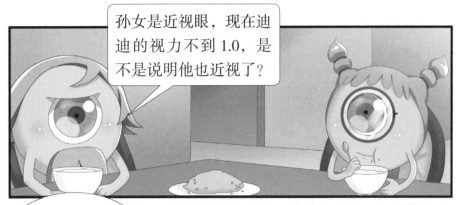

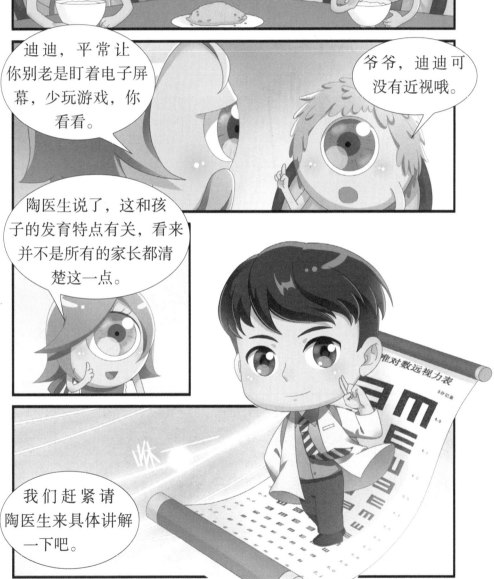

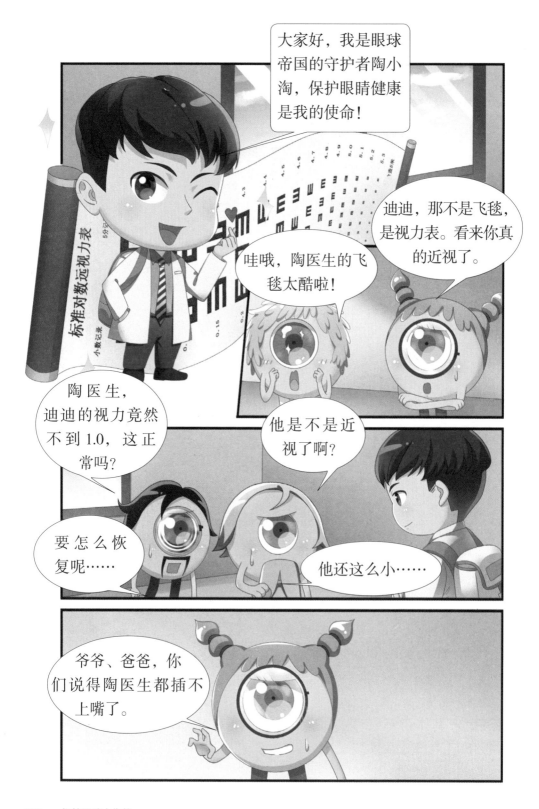

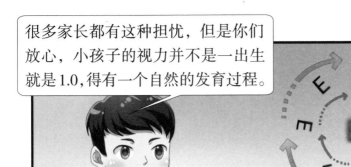

很多家长都有这种担忧，但是你们放心，小孩子的视力并不是一出生就是1.0，得有一个自然的发育过程。

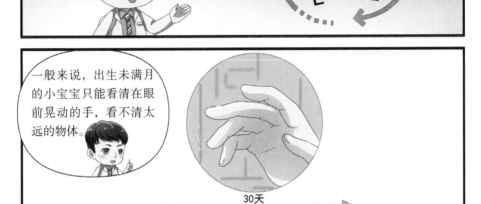

一般来说，出生未满月的小宝宝只能看清在眼前晃动的手，看不清太远的物体。

30天

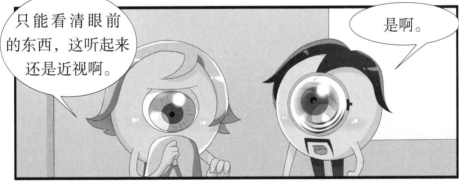

只能看清眼前的东西，这听起来还是近视啊。

是啊。

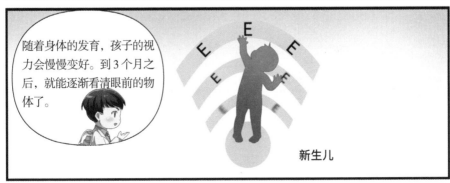

随着身体的发育，孩子的视力会慢慢变好。到3个月之后，就能逐渐看清眼前的物体了。

新生儿

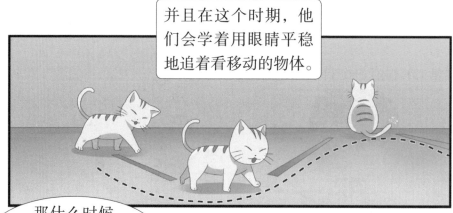

并且在这个时期，他们会学着用眼睛平稳地追着看移动的物体。

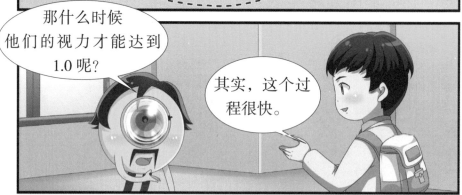

那什么时候他们的视力才能达到1.0呢？

其实，这个过程很快。

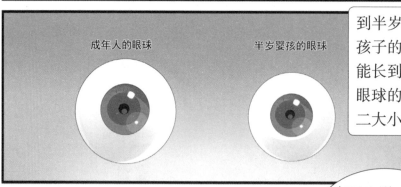

成年人的眼球

半岁婴孩的眼球

到半岁左右，孩子的眼球就能长到成年人眼球的三分之二大小。

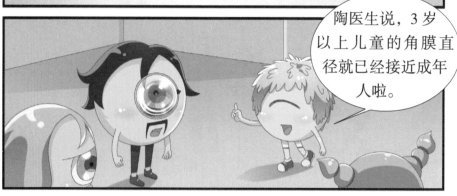

陶医生说，3岁以上儿童的角膜直径就已经接近成年人啦。

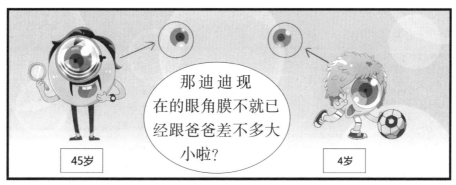

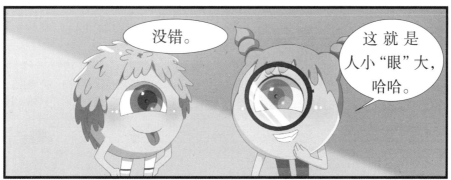

半岁之后，孩子开始对颜色产生感觉，喜欢看红色的物体，并逐渐获得对距离和深度的感知能力。

6个月

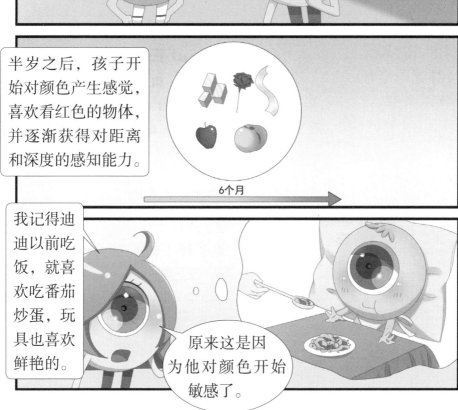

随着孩子逐渐长大，他们的视力会慢慢接近1.0甚至更高。

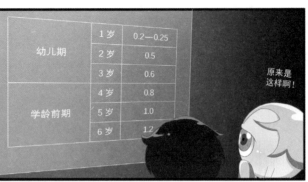

	年龄	视力
幼儿期	1岁	0.2—0.25
	2岁	0.5
	3岁	0.6
学龄前期	4岁	0.8
	5岁	1.0
	6岁	1.2

原来是这样啊！

根据这个表格上的数据，迪迪现在4岁，视力0.8，属于正常现象。

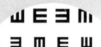

3岁　0.6

4岁　0.8

没错。一般来说，孩子到5岁时，视力才能达到1.0。

其实测视力时，迪迪已经快达到1.0了，不过那行字母看着还是有点模糊，嘿嘿！

当然，不排除有的儿童视力会好于平均水平，能在较小的年纪提前看清较远的地方。

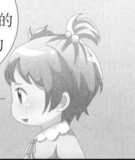

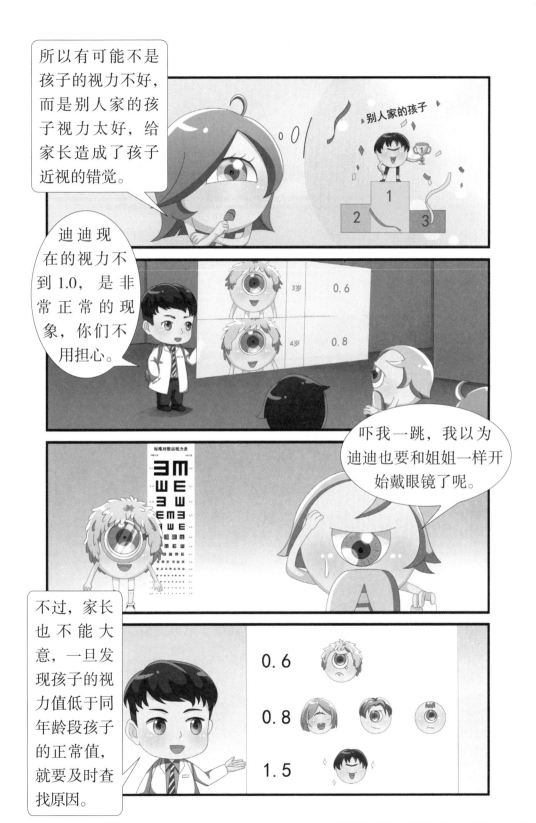

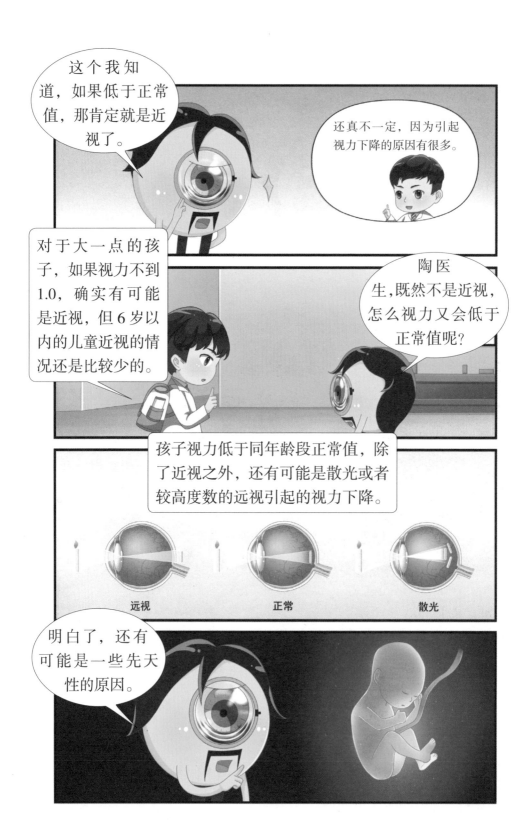

这个我知道，如果低于正常值，那肯定就是近视了。

还真不一定，因为引起视力下降的原因有很多。

对于大一点的孩子，如果视力不到1.0，确实有可能是近视，但6岁以内的儿童近视的情况还是比较少的。

陶医生，既然不是近视，怎么视力又会低于正常值呢？

孩子视力低于同年龄段正常值，除了近视之外，还有可能是散光或者较高度数的远视引起的视力下降。

远视　　　　　正常　　　　　散光

明白了，还有可能是一些先天性的原因。

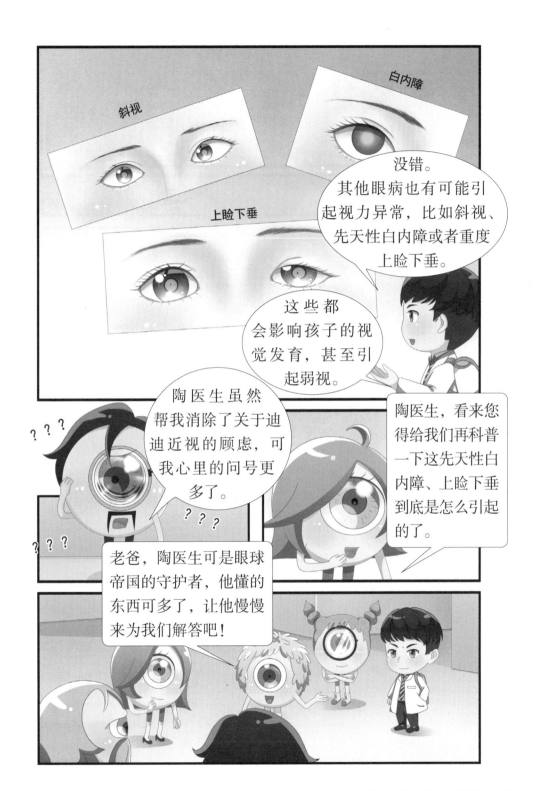

07 爸爸是高度近视，孩子一定会近视吗？

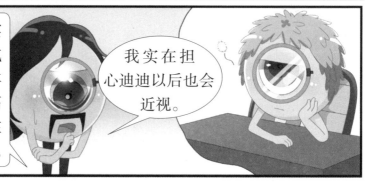

陶医生，其实我对孩子的成长很焦虑，本身我自己是高度近视，现在闺女也遗传了。

我实在担心迪迪以后也会近视。

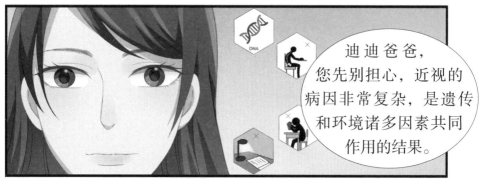

迪迪爸爸，您先别担心，近视的病因非常复杂，是遗传和环境诸多因素共同作用的结果。

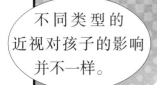

不同类型的近视对孩子的影响并不一样。

如果是因为后天用眼习惯不良导致的单纯性近视，这种情况遗传的概率很小。

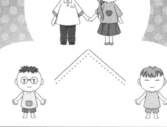

相反，病理性近视的遗传风险就会较高。

虽然您确实是高度近视，但好在不是病理性近视。所以，对于孩子近视，您不用太自责。

原来是这样啊。

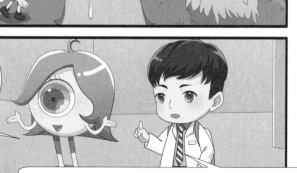

父母均近视

父母一方近视

父母均非近视

下一代近视概率

当然，也有研究数据表明，父母近视确实更容易导致下一代近视。

而且，这也与孩子的生活习惯及所处的外部环境密切相关。

比如您喜欢学习和看报纸，也会潜移默化地影响孩子们，导致他们可能长时间近距离用眼。

另外，您平时较少进行户外运动，孩子更多地和您待在家里，这样也会增加孩子近视的风险。

看来，户外活动必须提上日程了。

简言之，近视是内外因素作用的结果，它与内部遗传和外部环境都有关系。

没错。即便父母双方都不近视，如果孩子用眼负担很重，发生近视的概率也不小！

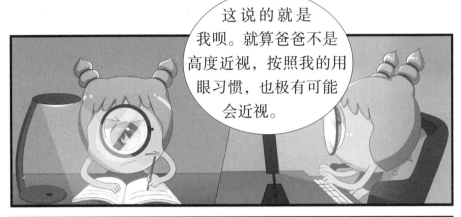

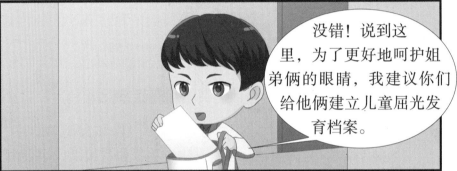

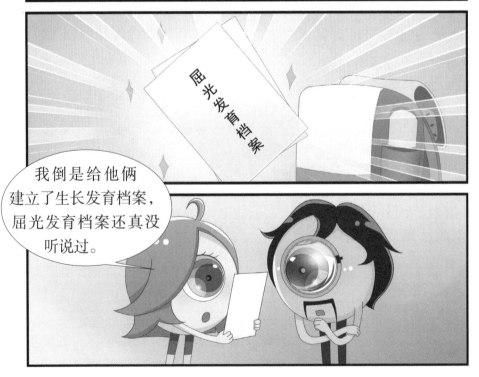

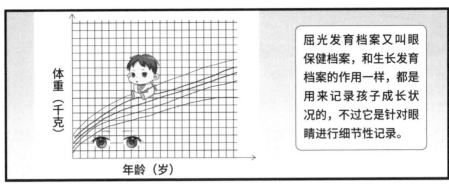

屈光发育档案又叫眼保健档案，和生长发育档案的作用一样，都是用来记录孩子成长状况的，不过它是针对眼睛进行细节性记录。

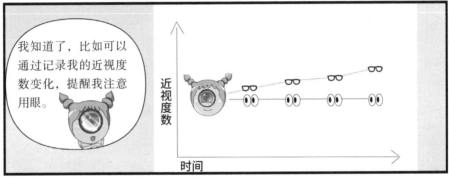

我知道了，比如可以通过记录我的近视度数变化，提醒我注意用眼。

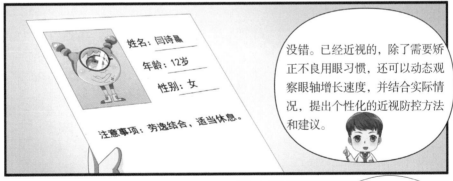

没错。已经近视的，除了需要矫正不良用眼习惯，还可以动态观察眼轴增长速度，并结合实际情况，提出个性化的近视防控方法和建议。

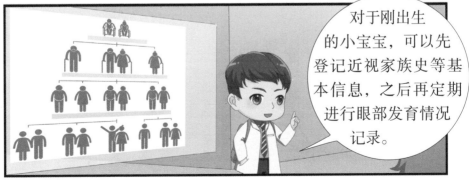

对于刚出生的小宝宝，可以先登记近视家族史等基本信息，之后再定期进行眼部发育情况记录。

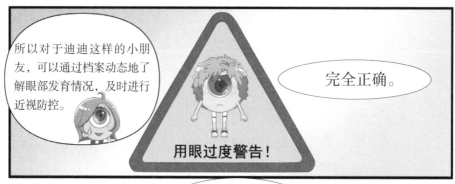

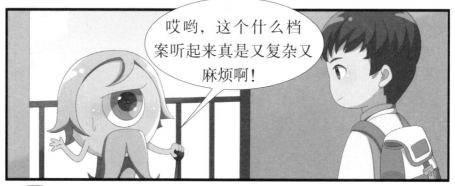

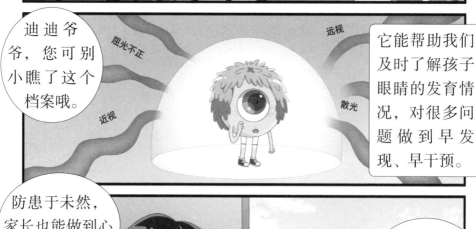

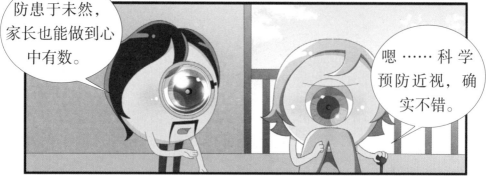

姓名：闫诗晶

年龄：12岁

性别：女

因为儿童生长发育很快，他们的眼睛也处于快速发育阶段，不及时关注，很可能就会忽视近视、高度远视等问题。

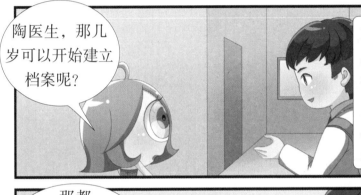

陶医生，那几岁可以开始建立档案呢？

大多数孩子3岁之后就可以配合检查视力了，所以我们建议孩子从3岁就开始建立屈光发育档案。

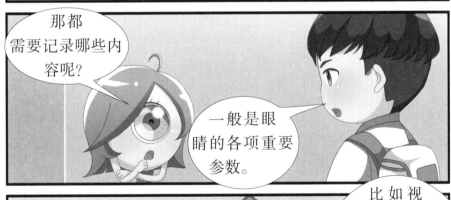

那都需要记录哪些内容呢？

一般是眼睛的各项重要参数。

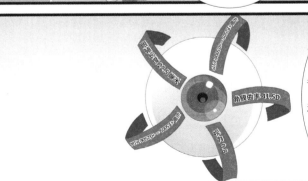

比如视力、屈光度，也就是近视、远视和散光度数，还有一些我们生活中没怎么听过的参数，比如角膜曲率、眼轴长度等。

角膜曲率 41.5D

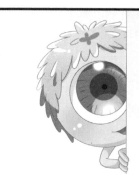

■ 视力

■ 屈光度

■ 角膜曲率

■ 眼轴长度

而且还能长期观察随访，通过分析眼睛各项参数的改变，及时预测孩子近视的发展，为随后采取的干预手段提供科学依据。

陶医生，我们家这俩孩子都错过了一开始就建立档案的年龄，现在建还来得及吗？

12岁

4岁

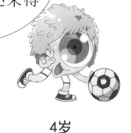

当然来得及！而且我建议你们建立档案的时候尽可能全面，最好每6个月就带他们做一次检查。记录眼睛的各项参数时，最好也记录下他们当时的身高。

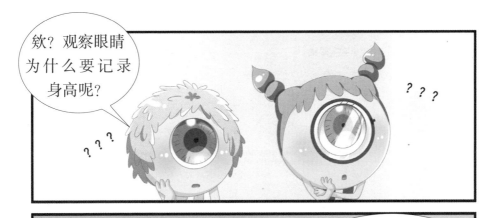

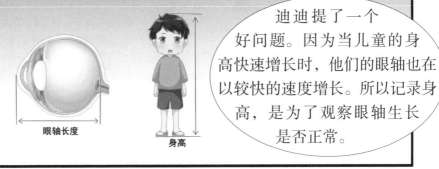

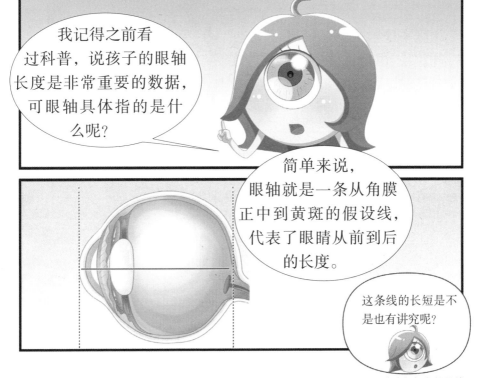

小宝宝眼轴

一般刚出生的婴儿眼轴平均是 16 毫米，随着生长发育，眼睛逐渐长大，眼轴也随之变长。这也再次说明记录身高的作用。

成年人眼轴

到十五六岁时，孩子的眼轴就基本接近成年人长短了（24 毫米），此后眼轴增加非常缓慢，甚至不会再增长。

我觉得我应该赶紧建立屈光发育档案，最近总感觉自己的度数又增加了。

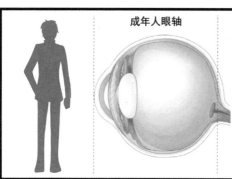

！

400度

300度

200度

还有一点，如果是已经近视的孩子，建议定期进行眼底检查，了解孩子眼底的情况。

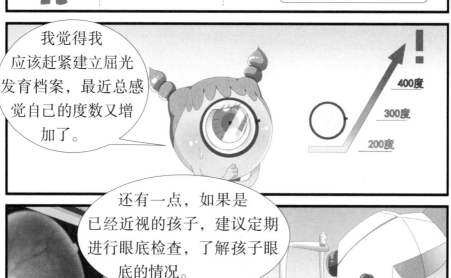

眼底检查又是什么呢？

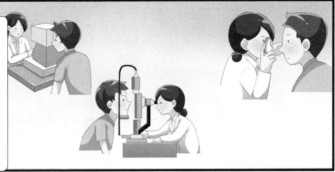

眼底检查是检查玻璃体、视网膜、脉络膜和视神经疾病的重要方法，可以理解为一种疾病信号灯。

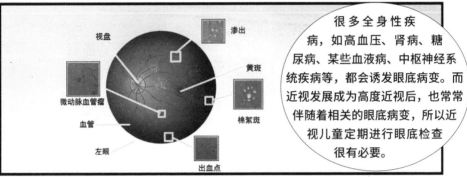

视盘

渗出

微动脉血管瘤

黄斑

血管

棉絮斑

左眼

出血点

很多全身性疾病，如高血压、肾病、糖尿病、某些血液病、中枢神经系统疾病等，都会诱发眼底病变。而近视发展成为高度近视后，也常常伴随着相关的眼底病变，所以近视儿童定期进行眼底检查很有必要。

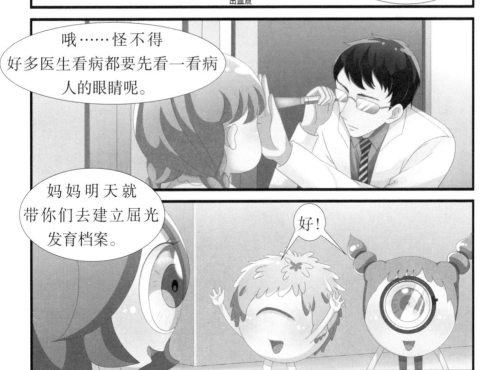

哦……怪不得好多医生看病都要先看一看病人的眼睛呢。

妈妈明天就带你们去建立屈光发育档案。

好！

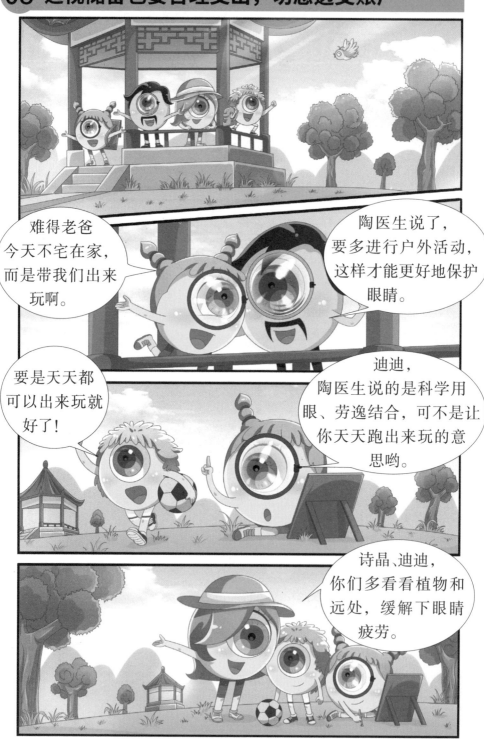

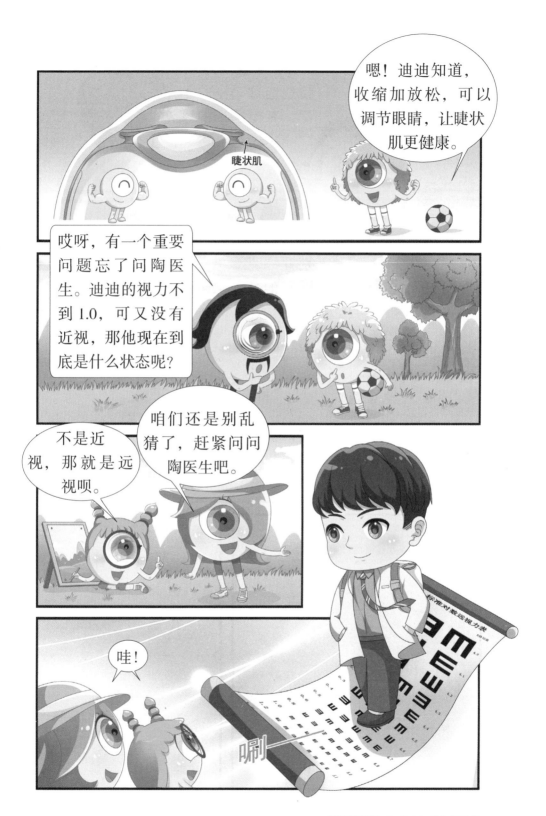

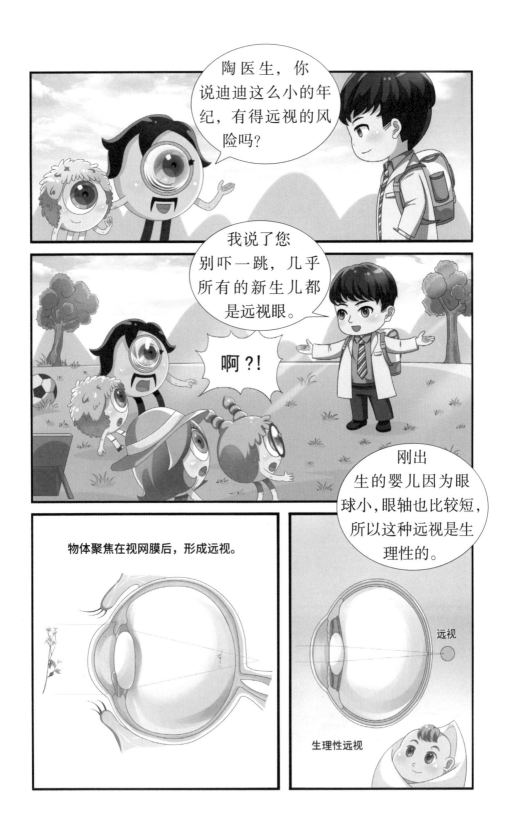

眼的正视化

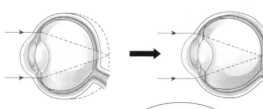

随着孩子生长发育、眼轴变长、眼球趋于成熟，远视的度数会逐渐降低，孩子慢慢从远视眼变成正视眼。

怪不得屈光发育档案中，也要及时记录孩子的远视度数。

近视度数

远视度数

散光度数

50度远视
210—220度远视
75度远视
远视储备
175—200度远视
100度远视
125度远视
150度远视

没错！更准确地说，其实是为了记录孩子的远视储备。

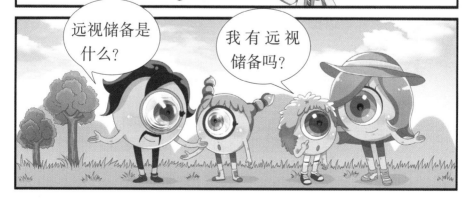

远视储备是什么？

我有远视储备吗？

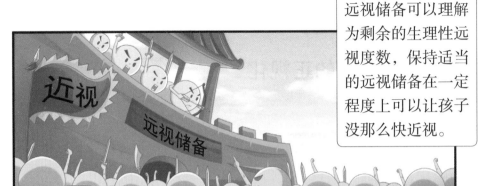

远视储备可以理解为剩余的生理性远视度数，保持适当的远视储备在一定程度上可以让孩子没那么快近视。

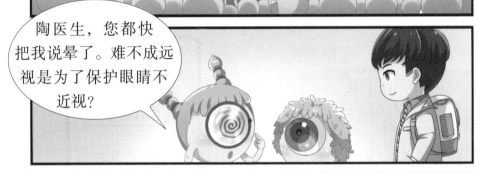

陶医生，您都快把我说晕了。难不成远视是为了保护眼睛不近视？

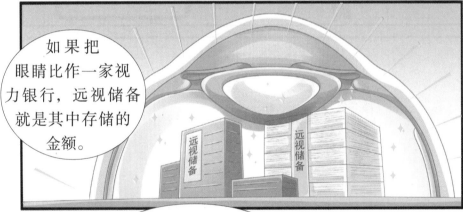

如果把眼睛比作一家视力银行，远视储备就是其中存储的金额。

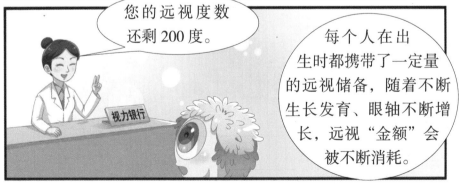

您的远视度数还剩200度。

每个人在出生时都携带了一定量的远视储备，随着不断生长发育、眼轴不断增长，远视"金额"会被不断消耗。

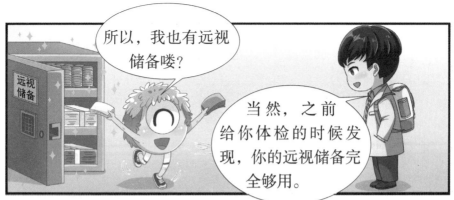

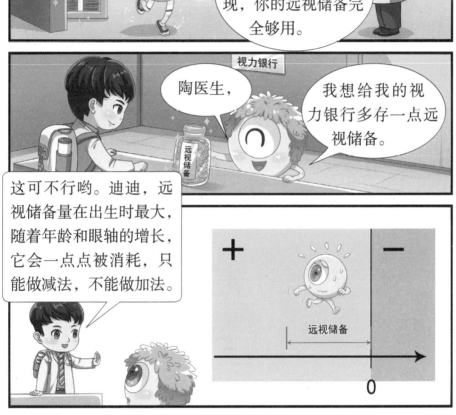

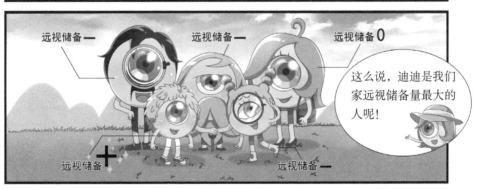

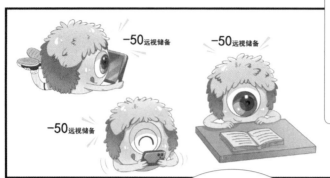

不过可不能随意挥霍。如果因为用眼过度或其他原因导致远视储备消耗过快，可没办法增加账户余额哟。

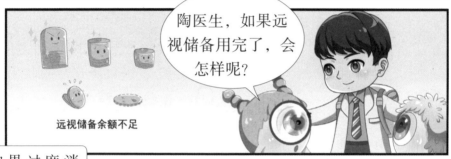

陶医生，如果远视储备用完了，会怎样呢？

远视储备余额不足

如果过度消耗远视储备，眼轴增长速度太快，就属于透支账户，会导致近视。

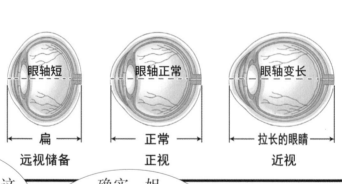

眼轴短　　眼轴正常　　眼轴变长

扁　　　　正常　　　　拉长的眼睛
远视储备　　正视　　　　近视

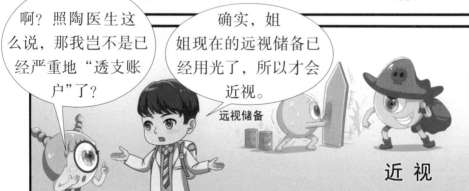

啊？照陶医生这么说，那我岂不是已经严重地"透支账户"了？

确实，姐姐现在的远视储备已经用光了，所以才会近视。

远视储备

近视

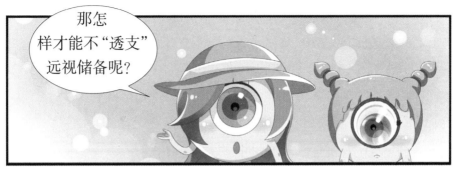

那怎样才能不"透支"远视储备呢?

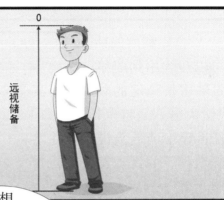

随着孩子的成长,远视储备会被缓慢消耗,到成年后恰好消耗完毕或略有盈余,这算是比较理想的状况。

远视储备

0

要想让孩子们的眼睛健康发育,还得充分了解远视储备的账户余额,这样才能合理规划"开支"。

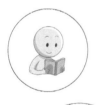

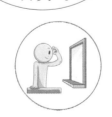

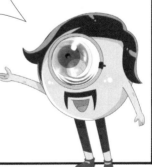

没错,这也是建议每个家庭都建立屈光发育档案的原因。

近视度数

远视度数

散光度数

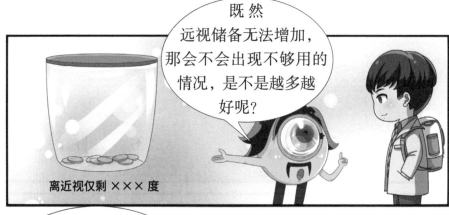

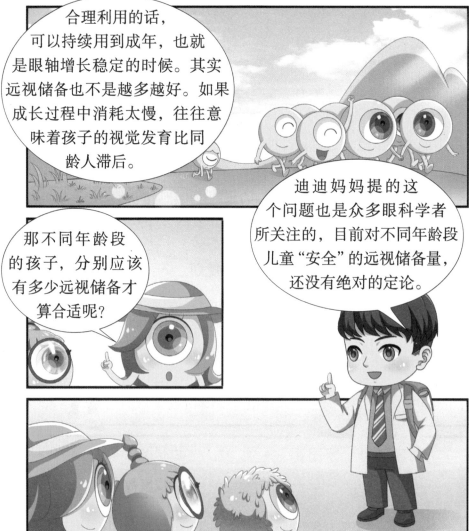

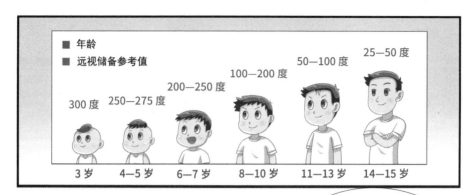

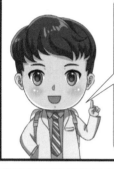
家长可以对照以上参考值,如果孩子的远视储备低于参考值,就要格外注意他们的用眼习惯,以免造成近视。

说到底,无论远视储备量是多少,科学用眼、合理用眼都是预防近视的最好办法。

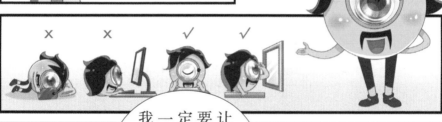

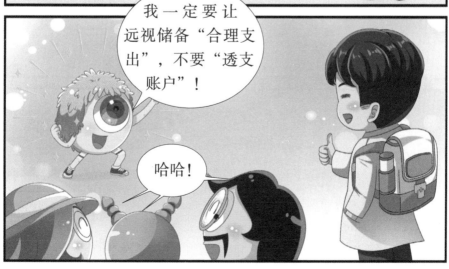
我一定要让远视储备"合理支出",不要"透支账户"!

哈哈!

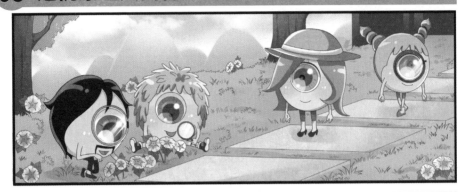

陶医生，没有远视储备的青少年，最后都会近视吗？

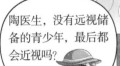
近视储备

近视

其实，他们一开始也不是"真近视"。比如诗晶，她患上近视，也是有一个过程的。

我们知道，光线进入眼睛后，会在视网膜的黄斑上形成图像。

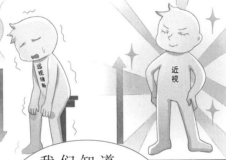

但同时还要注意两个结构的变化——晶状体和睫状肌。

当眼睛看远处的时候，为了让远处的光线依然落在视网膜上，晶状体会在睫状肌舒张时变薄。

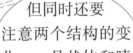
晶状体

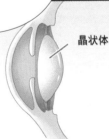

看远处时

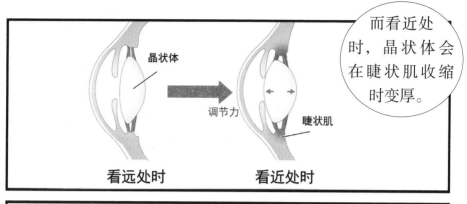

而看近处时，晶状体会在睫状肌收缩时变厚。

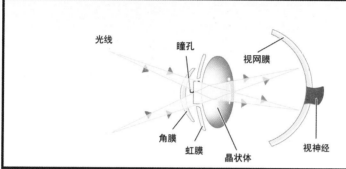

变厚的晶状体能够增加眼睛折射光线的能力（屈光力），从而让光线重新汇聚在视网膜上，这就是眼睛的调节功能。

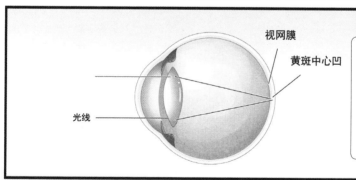

当调节放松（特指眼睛看 6 米外时没有动用调节功能）的时候，远处的平行光线所形成的图像会自然地落在正视眼的视网膜上。

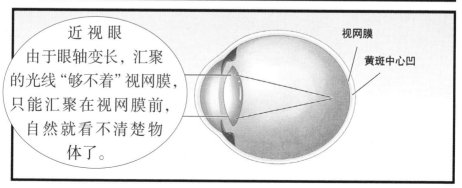

近视眼
由于眼轴变长，汇聚的光线"够不着"视网膜，只能汇聚在视网膜前，自然就看不清楚物体了。

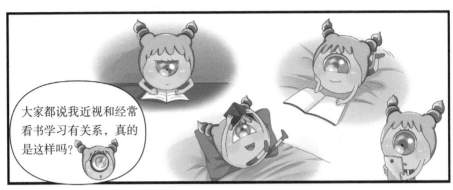

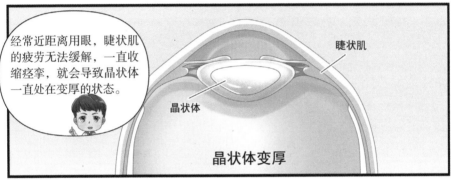

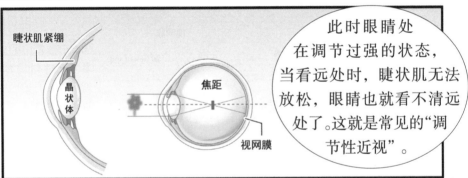

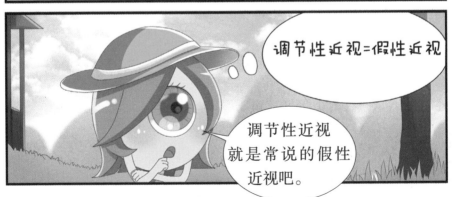

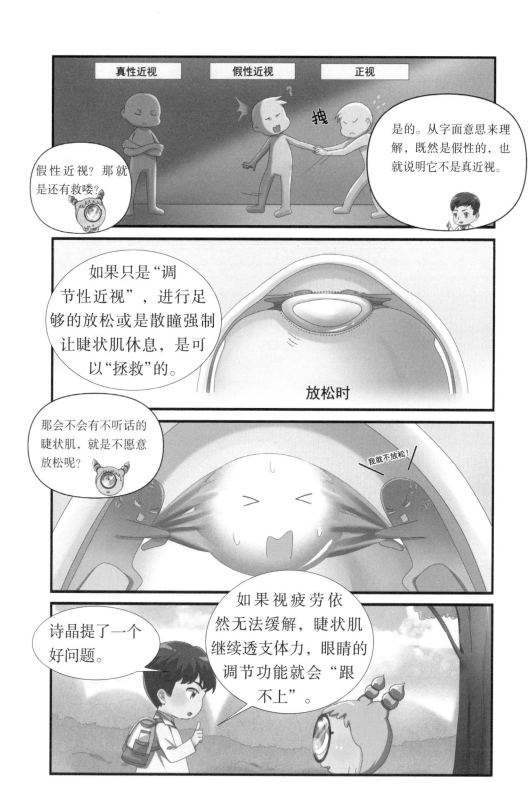

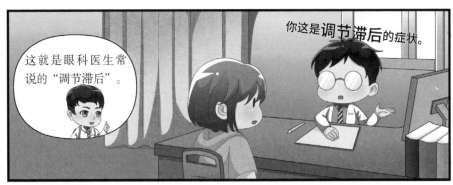

你这是**调节滞后**的症状。

这就是眼科医生常说的"调节滞后"。

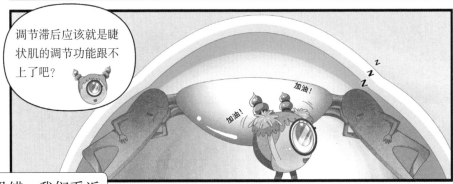

调节滞后应该就是睫状肌的调节功能跟不上了吧?

加油!

加油!

没错。我们看近处时睫状肌如果不能及时做出调节,物体的图像就会跑到视网膜后面去。

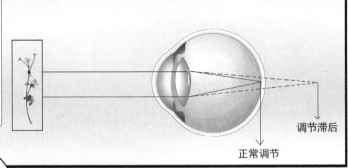

调节滞后

正常调节

打个比方,为了看清近处的东西,睫状肌要出10分力进行调节,但它偷懒,只使了7分力,这就让本应正好落在视网膜上的图像跑到后面去了。

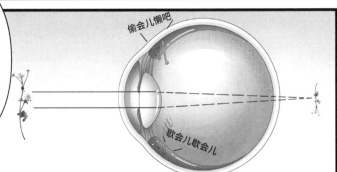

偷会儿懒吧

歇会儿歇会儿

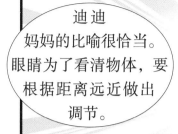

迪迪
妈妈的比喻很恰当。眼睛为了看清物体，要根据距离远近做出调节。

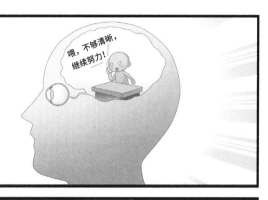

但如果因为劳累、近视、远视等问题，造成睫状肌的调节功能比较弱、反应时间长，调节眼睛焦距的效果就不好。

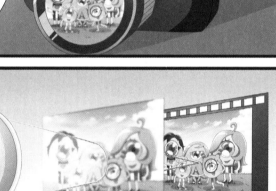

这时，大脑虽然已经接收到了图像信号，但是不够清晰，于是就会刺激眼睛向后方生长，慢慢地，眼轴就变长了。

眼轴一旦变长，就像身体长高，是无法逆转的，这时眼睛就变成了真性近视。

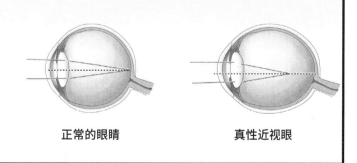

正常的眼睛　　　　真性近视眼

如果一开始因为用眼过多，睫状肌无法放松，形成了"假性近视"，但又没有好好休息，"透支"了储备，就会导致眼轴逐渐变长，进而变成"真性近视"。

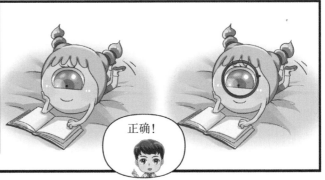

正确！

那怎么区分真性近视和假性近视呢？

假性近视？

真性近视？

一般有两种方式，而它们的根本原理都是让睫状肌放松下来。

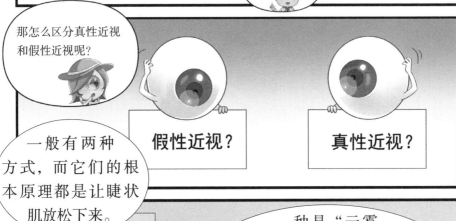

雾视法综合验光

一种是"云雾法"，也叫"雾视法"，就是让被检查的小朋友佩戴一段时间的正球镜。这时小朋友看向远处，会产生一种似在云雾中的感觉，能够让睫状肌充分放松。

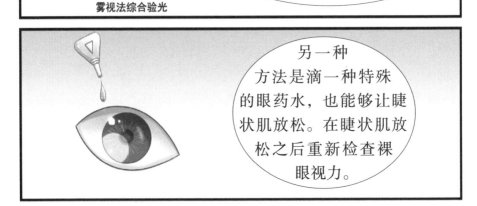

另一种方法是滴一种特殊的眼药水，也能够让睫状肌放松。在睫状肌放松之后重新检查裸眼视力。

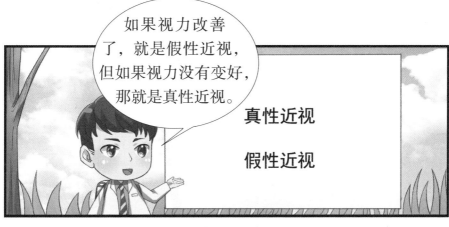

真性近视

假性近视

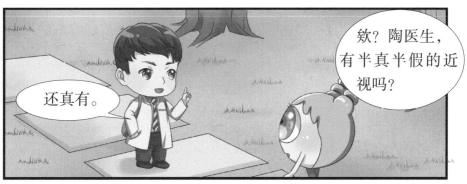

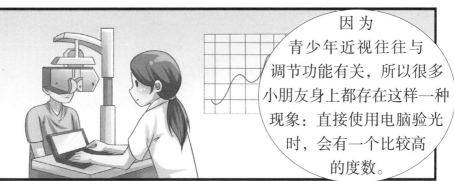

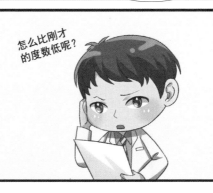

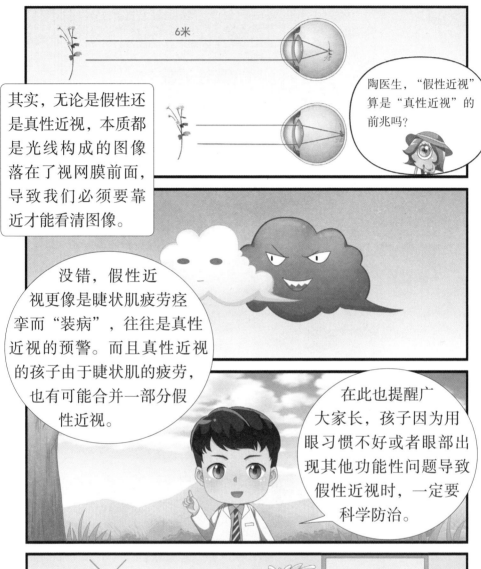

其实，无论是假性还是真性近视，本质都是光线构成的图像落在了视网膜前面，导致我们必须要靠近才能看清图像。

6米

陶医生，"假性近视"算是"真性近视"的前兆吗？

没错，假性近视更像是睫状肌疲劳痉挛而"装病"，往往是真性近视的预警。而且真性近视的孩子由于睫状肌的疲劳，也有可能合并一部分假性近视。

在此也提醒广大家长，孩子因为用眼习惯不好或者眼部出现其他功能性问题导致假性近视时，一定要科学防治。

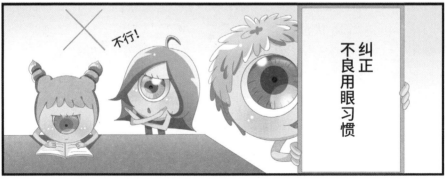

不行！

纠正不良用眼习惯

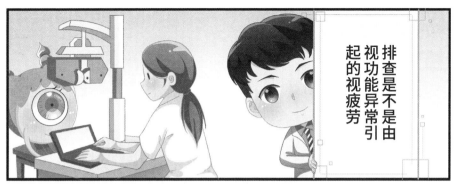

排查是不是由视功能异常引起的视疲劳

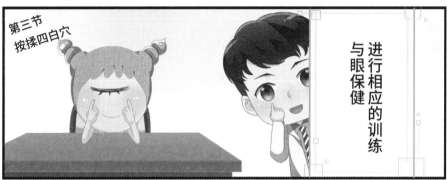

第三节
按揉四白穴

进行相应的训练与眼保健

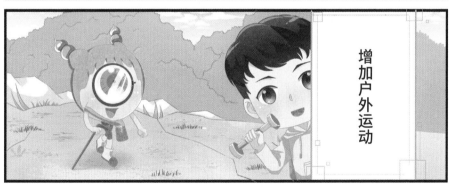

增加户外运动

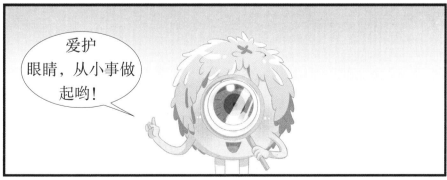

爱护眼睛，从小事做起哟！

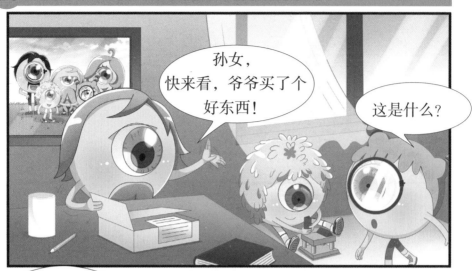

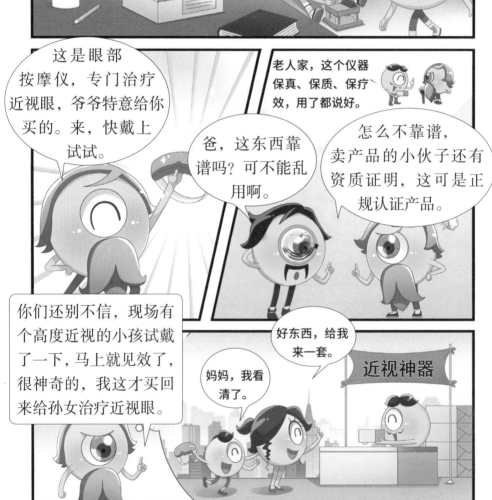

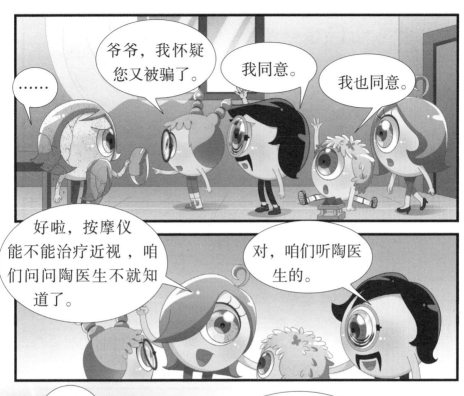

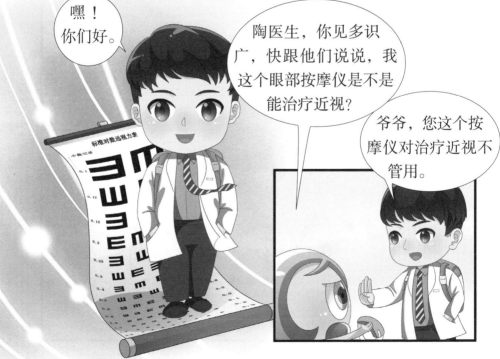

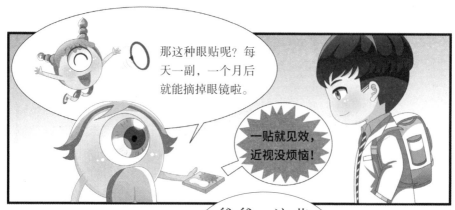

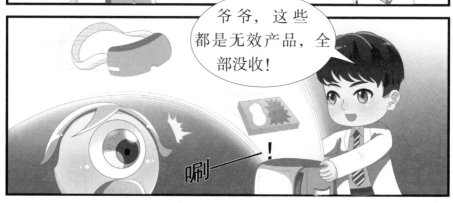

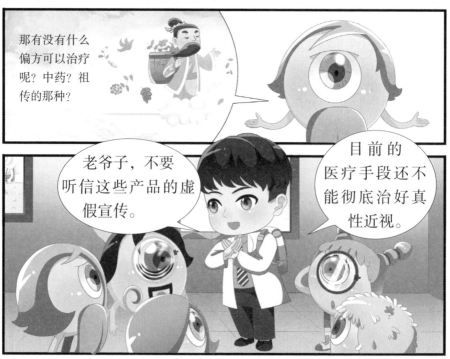

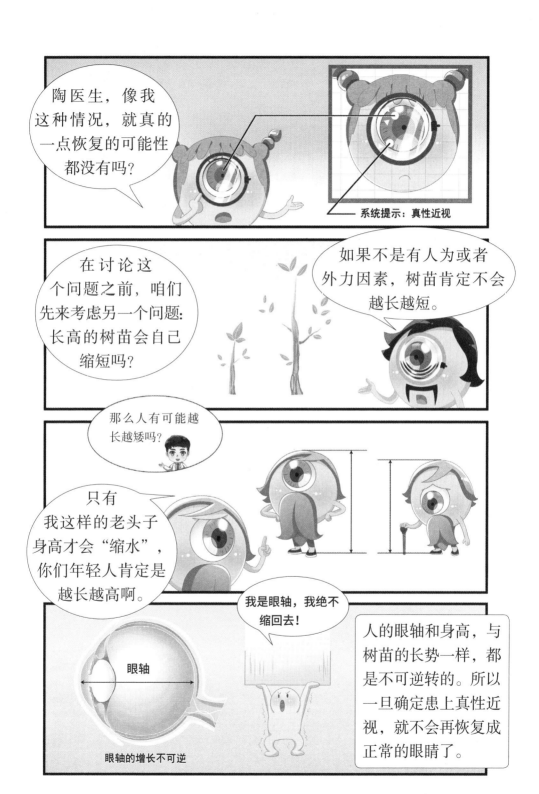

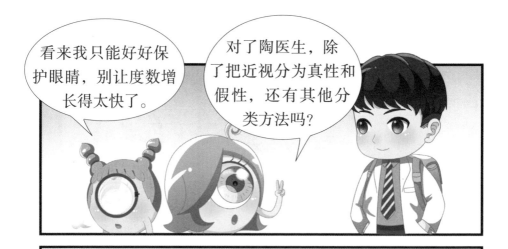

从眼睛的屈光状态来说，可以简单地分为轴性近视和屈光性近视。这个分类和我们提到的眼轴密切相关。

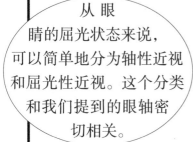

正常眼轴

近视眼轴

正常为24毫米

大于24毫米

成年人正常的眼轴平均长度为24毫米

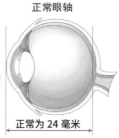

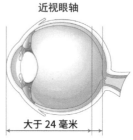

这两种近视又有什么不一样呢？

轴性？

屈光性？

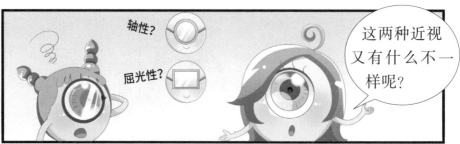

教你们一个口诀，记住了就能对这两种近视进行简单区分。

轴（变）长（角）膜正常，是轴性；
轴（正）常（角）膜异常，是屈光性。

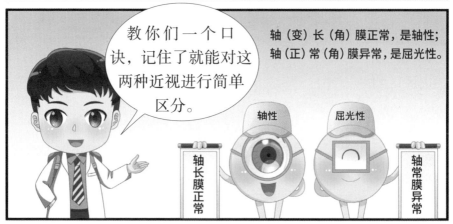

轴性

屈光性

轴长膜正常

轴常膜异常

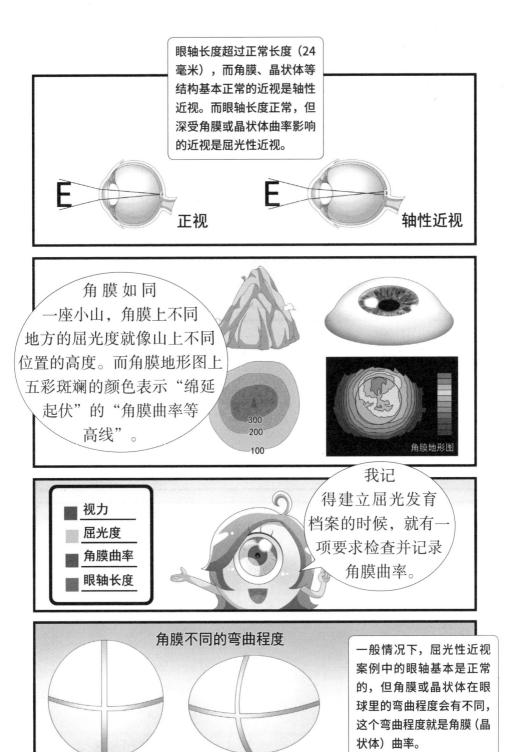

眼轴长度超过正常长度（24毫米），而角膜、晶状体等结构基本正常的近视是轴性近视。而眼轴长度正常，但深受角膜或晶状体曲率影响的近视是屈光性近视。

正视

轴性近视

角膜如同一座小山，角膜上不同地方的屈光度就像山上不同位置的高度。而角膜地形图上五彩斑斓的颜色表示"绵延起伏"的"角膜曲率等高线"。

300
200
100

角膜地形图

视力
屈光度
角膜曲率
眼轴长度

我记得建立屈光发育档案的时候，就有一项要求检查并记录角膜曲率。

角膜不同的弯曲程度

均匀的角膜曲率

不同方向角膜曲率不一致

一般情况下，屈光性近视案例中的眼轴基本是正常的，但角膜或晶状体在眼球里的弯曲程度会有不同，这个弯曲程度就是角膜（晶状体）曲率。

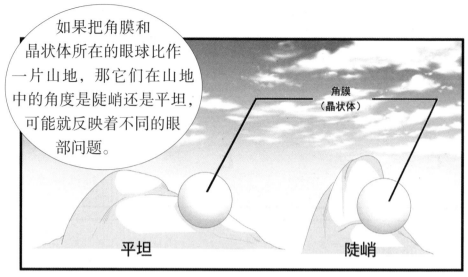

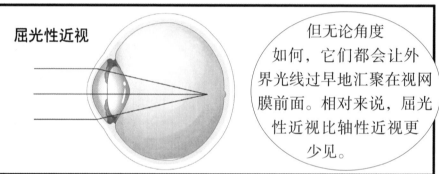

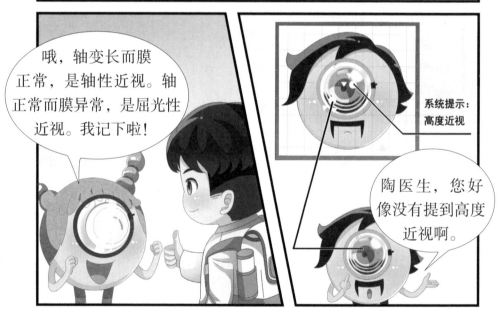

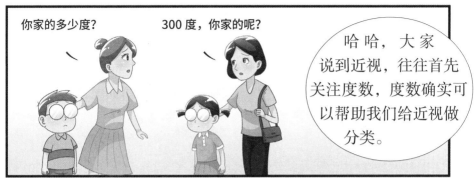

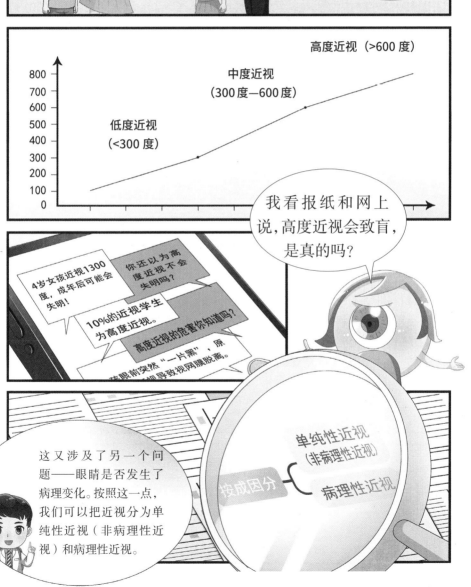

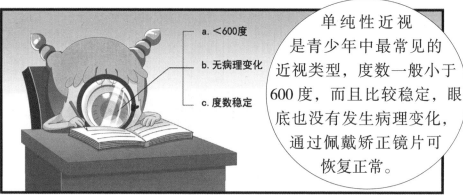

单纯性近视是青少年中最常见的近视类型，度数一般小于600度，而且比较稳定，眼底也没有发生病理变化，通过佩戴矫正镜片可恢复正常。

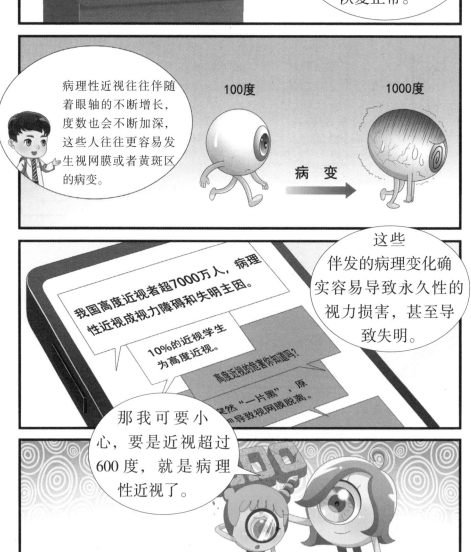

病理性近视往往伴随着眼轴的不断增长，度数也会不断加深，这些人往往更容易发生视网膜或者黄斑区的病变。

100度

1000度

病 变

我国高度近视者超7000万人，病理性近视成视力障碍和失明主因。

10%的近视学生为高度近视。

高度近视您危害你知道吗？

突然"一片黑"，原来是导致视网膜脱离。

这些伴发的病理变化确实容易导致永久性的视力损害，甚至导致失明。

那我可要小心，要是近视超过600度，就是病理性近视了。

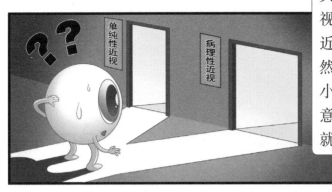

其实是不是病理性近视，不能简单地通过近视度数来判断。虽然单纯性近视一般都小于600度，但并不意味着超过600度的就一定是病理性近视。

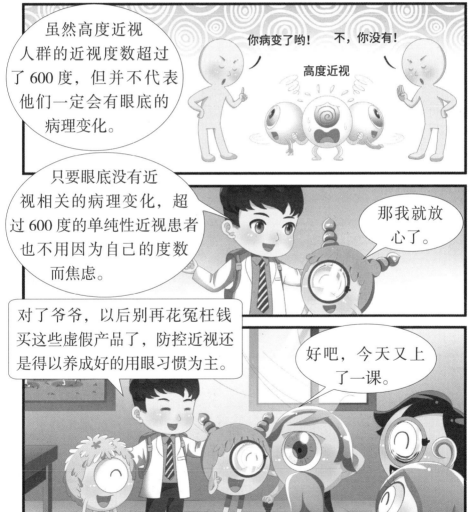

虽然高度近视人群的近视度数超过了600度，但并不代表他们一定会有眼底的病理变化。

你病变了哟！　不，你没有！

高度近视

只要眼底没有近视相关的病理变化，超过600度的单纯性近视患者也不用因为自己的度数而焦虑。

那我就放心了。

对了爷爷，以后别再花冤枉钱买这些虚假产品了，防控近视还是得以养成好的用眼习惯为主。

好吧，今天又上了一课。

11 验光一定要散瞳？快散和慢散怎么选？

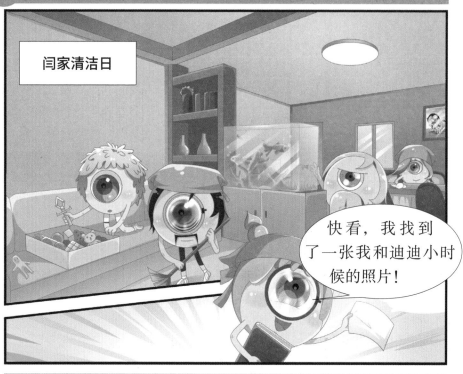

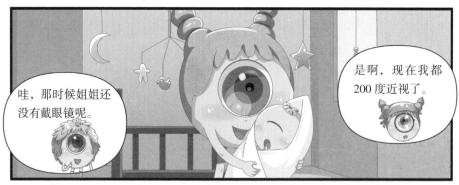

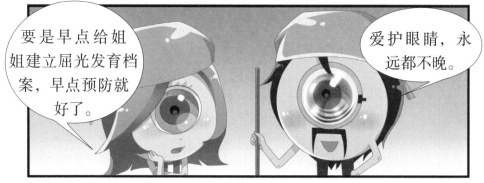

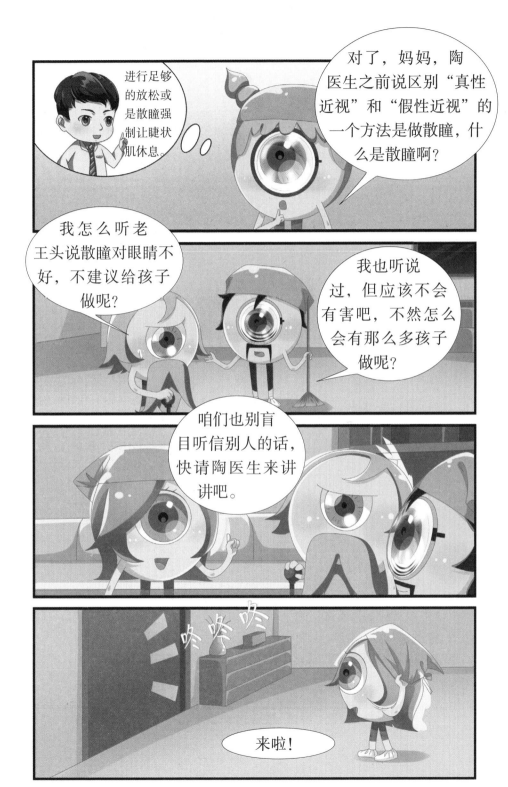

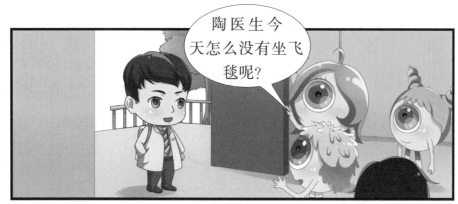

陶医生今天怎么没有坐飞毯呢?

我刚好结束在社区的义务宣讲,听到你们的呼唤,这就来啦!

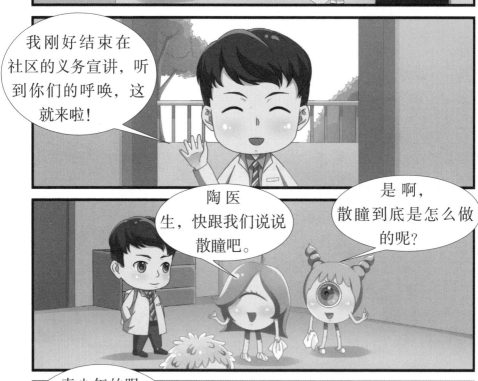

陶医生,快跟我们说说散瞳吧。

是啊,散瞳到底是怎么做的呢?

青少年的眼睛处于发育成长阶段,调节能力很强,但由于经常近距离用眼,睫状肌总是处于不放松的状态。

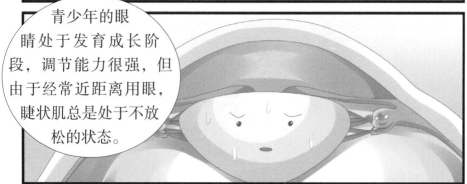

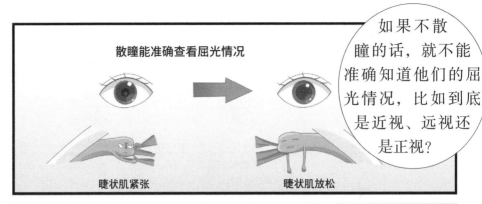

散瞳能准确查看屈光情况

睫状肌紧张 睫状肌放松

如果不散瞳的话，就不能准确知道他们的屈光情况，比如到底是近视、远视还是正视？

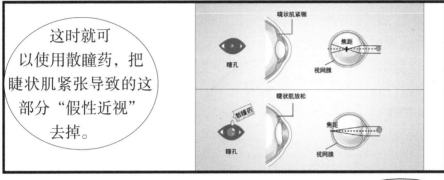

这时就可以使用散瞳药，把睫状肌紧张导致的这部分"假性近视"去掉。

睫状肌紧绷

瞳孔

焦距

视网膜

睫状肌放松

散瞳药

瞳孔

焦距

视网膜

散瞳其实是为了更准确地验光。免得把真、假性近视弄混了。

散瞳前 散瞳后

没错。

所谓散瞳药，本质上是一种肌肉麻痹剂。

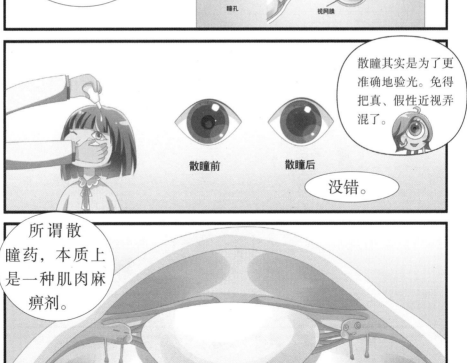

它会让紧张的睫状肌充分地麻痹、放松。当睫状肌麻痹之后，就能够通过验光知道眼睛真实的度数了。

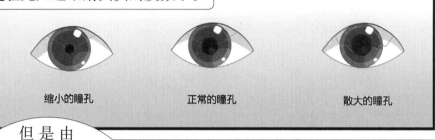

缩小的瞳孔　　　正常的瞳孔　　　散大的瞳孔

但是由于这种麻痹剂并不能选择性地只给睫状肌麻痹，所以也会导致瞳孔处于散大的状态。这也是人们管这种药物叫散瞳药的原因。

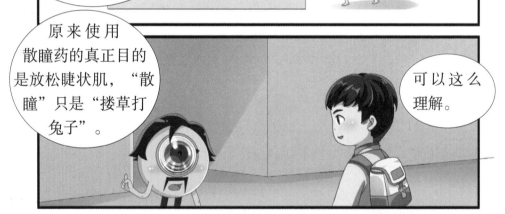

原来使用散瞳药的真正目的是放松睫状肌，"散瞳"只是"搂草打兔子"。

可以这么理解。

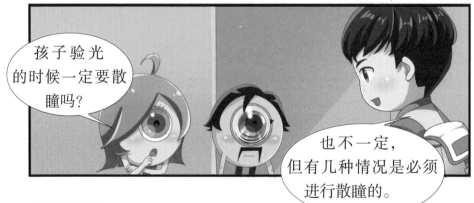

孩子验光的时候一定要散瞳吗？

也不一定，但有几种情况是必须进行散瞳的。

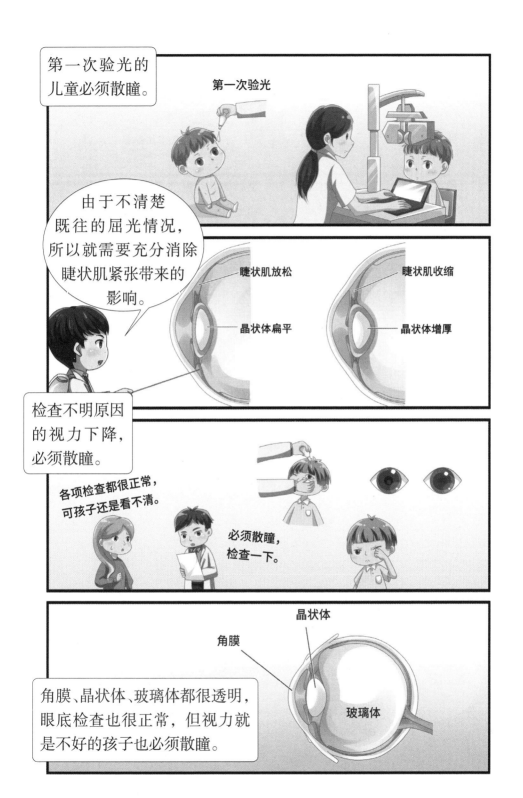

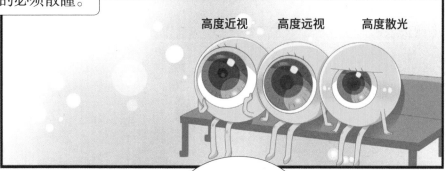

患有复杂眼部症状的必须散瞳。

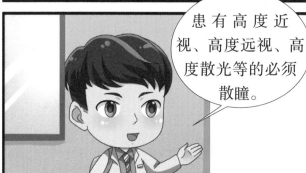

患有高度近视、高度远视、高度散光等的必须散瞳。

高度近视

高度远视

高度散光

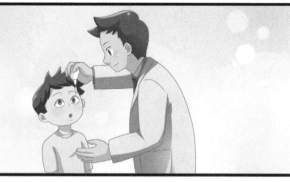

16岁以下的儿童患有远视，尤其是伴有内斜视的，必须散瞳。

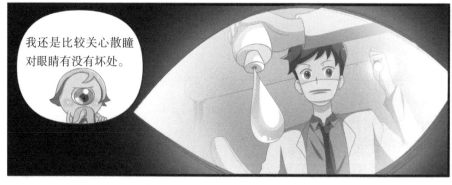

我还是比较关心散瞳对眼睛有没有坏处。

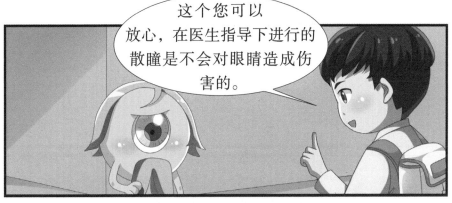

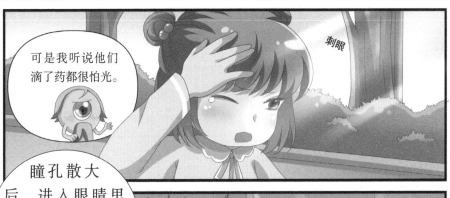

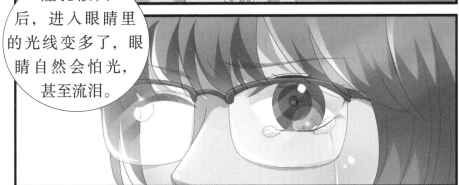

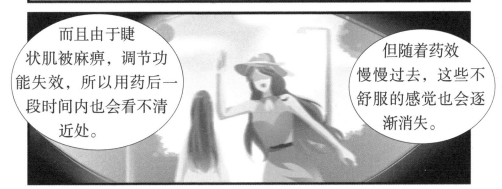

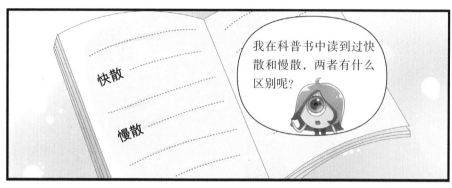

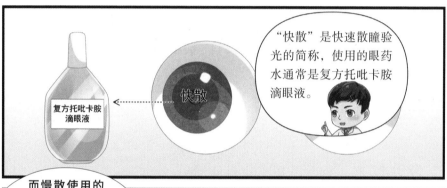

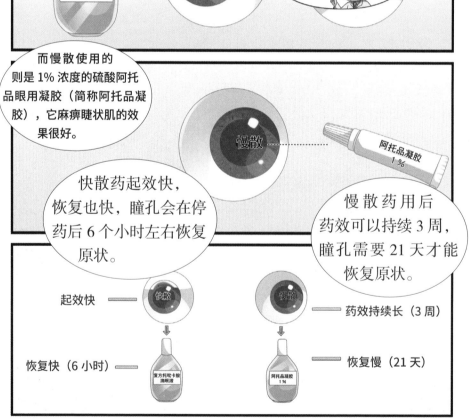

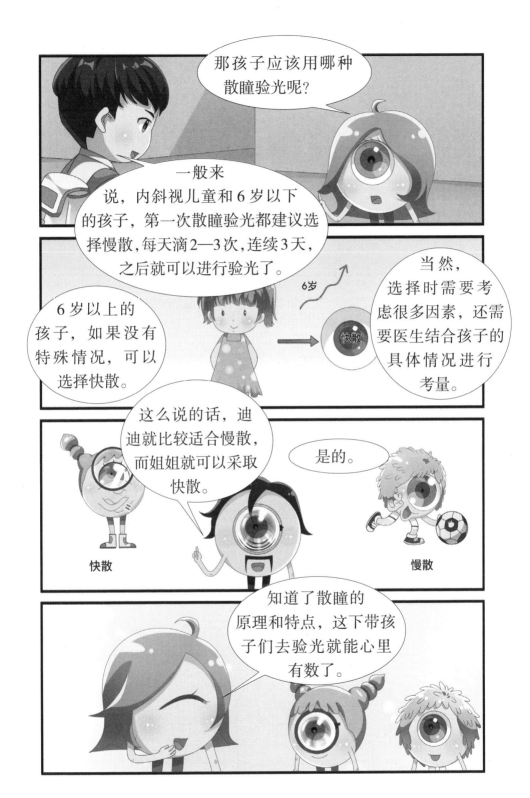

12 戴眼镜会加深近视度数，让眼睛变凸吗？

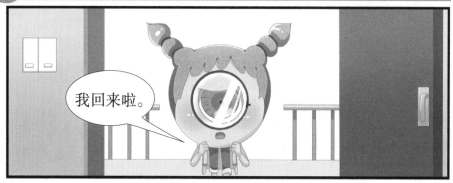

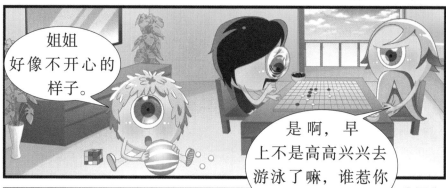

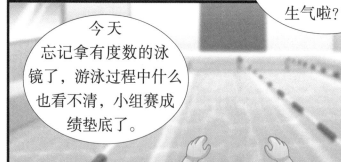

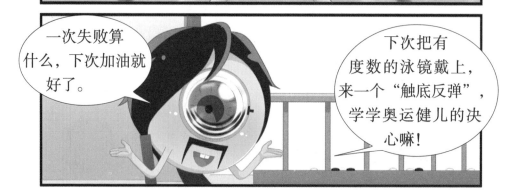

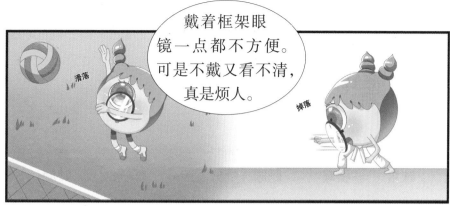

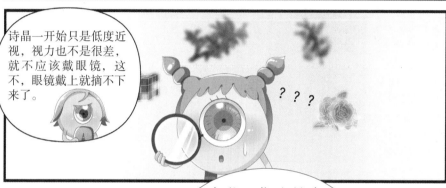

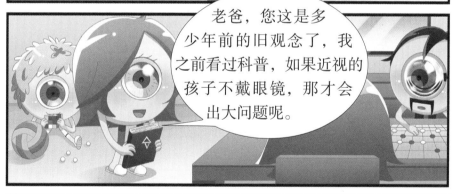

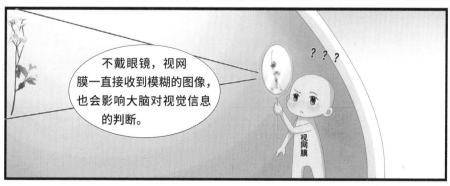

久而久之，为了看清远处的物体，孩子就会不由自主地眯眼、歪头。

近视的征兆

眯眼　　揉眼　　眨眼　　歪头　　斜眼　　皱眉

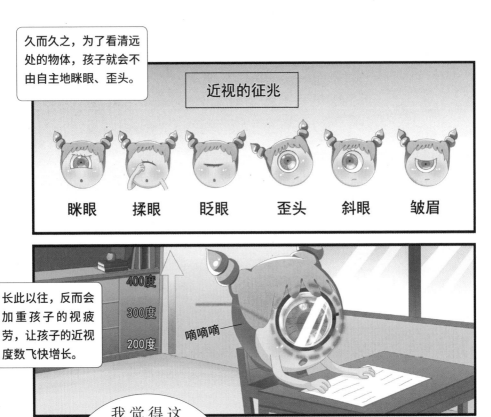

长此以往，反而会加重孩子的视疲劳，让孩子的近视度数飞快增长。

400度
300度
200度

嘀嘀嘀

我觉得这些都是眼镜商家忽悠消费者的说法，咱们还是听听陶医生怎么说吧。

爷爷现在居然学会了质疑商家，有进步嘛。

哈哈哈

嘿嘿，这叫吃一堑长一智。

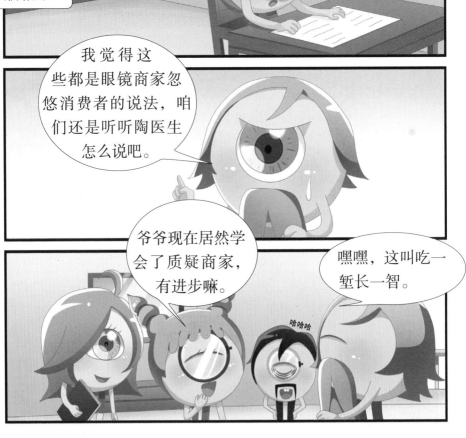

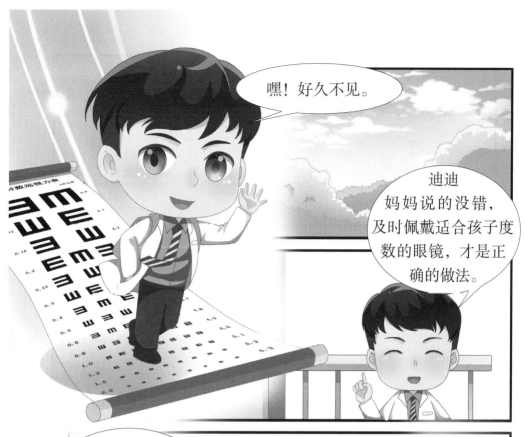

首先，戴上眼镜后，睫状肌就不会为了看清物体一直处于紧张紧绷的状态，孩子的视疲劳因此能够得到缓解。

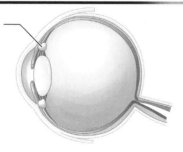

其次，戴眼镜还能避免孩子错过成长发育过程中周遭世界的信息和细节。

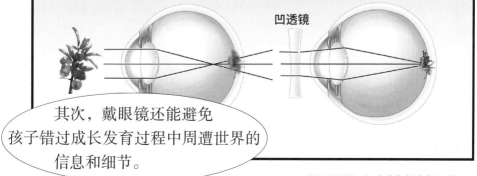

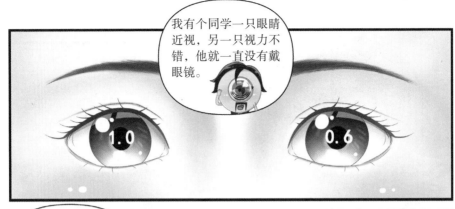

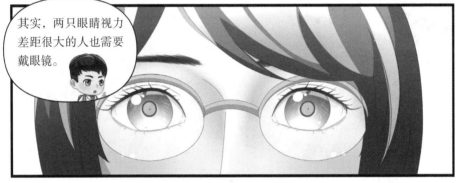

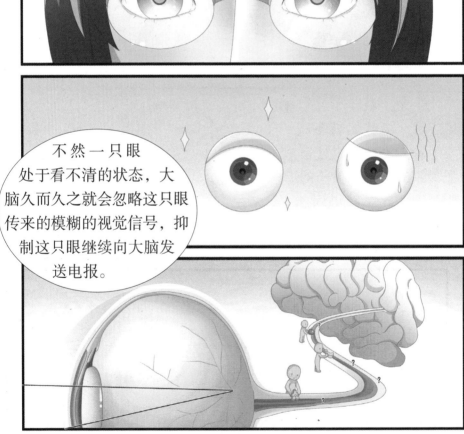

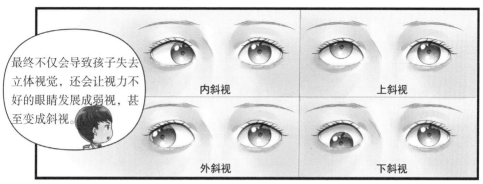

最终不仅会导致孩子失去立体视觉，还会让视力不好的眼睛发展成弱视，甚至变成斜视。

内斜视

上斜视

外斜视

下斜视

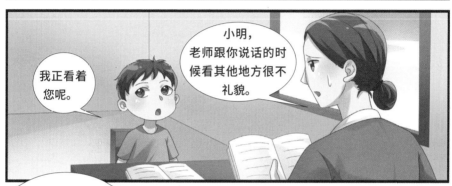

我正看着您呢。

小明，老师跟你说话的时候看其他地方很不礼貌。

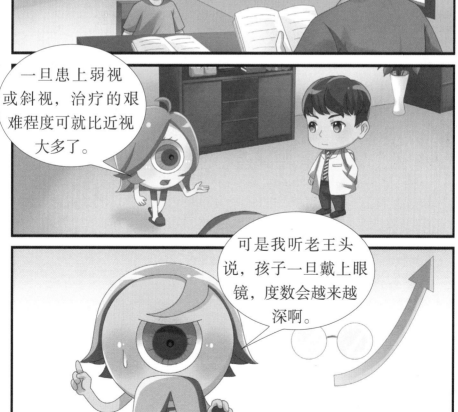

一旦患上弱视或斜视，治疗的艰难程度可就比近视大多了。

可是我听老王头说，孩子一旦戴上眼镜，度数会越来越深啊。

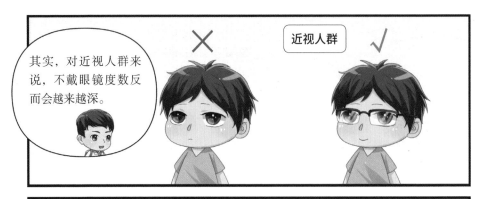

其实，对近视人群来说，不戴眼镜度数反而会越来越深。

近视人群

× ✓

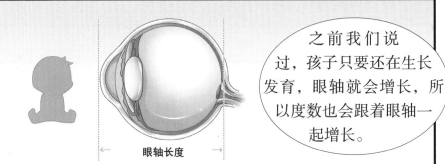

眼轴长度

之前我们说过，孩子只要还在生长发育，眼轴就会增长，所以度数也会跟着眼轴一起增长。

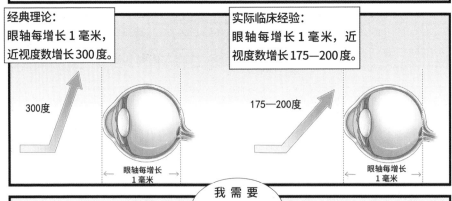

经典理论：
眼轴每增长1毫米，近视度数增长300度。

300度

眼轴每增长
1毫米

实际临床经验：
眼轴每增长1毫米，近视度数增长175—200度。

175—200度

眼轴每增长
1毫米

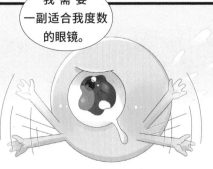

有研究证实，孩子佩戴度数合适、质量合格的眼镜，近视增长的速度比不戴眼镜慢。

我需要一副适合我度数的眼镜。

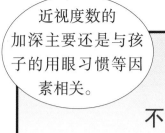

近视度数的加深主要还是与孩子的用眼习惯等因素相关。

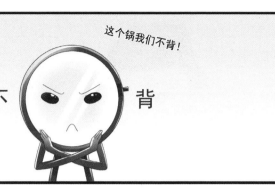

这个锅我们不背!

不 背

陶医生,您看我戴了这么多年眼镜,眼球都凸出来了,是不是戴眼镜时间长了都会这样呢?

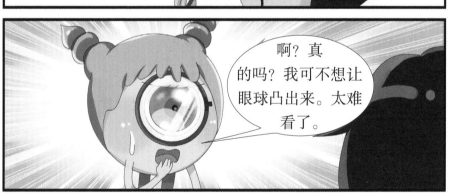

啊?真的吗?我可不想让眼球凸出来。太难看了。

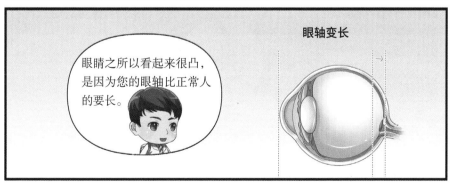

眼睛之所以看起来很凸,是因为您的眼轴比正常人的要长。

眼轴变长

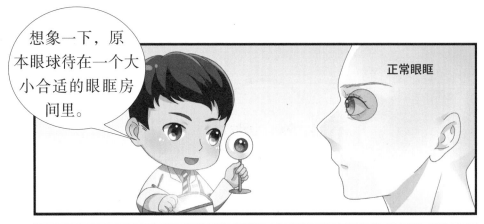

想象一下，原本眼球待在一个大小合适的眼眶房间里。

正常眼眶

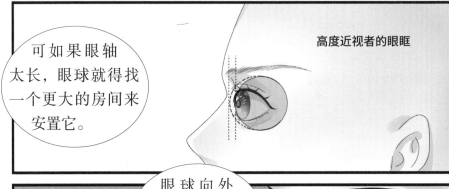

可如果眼轴太长，眼球就得找一个更大的房间来安置它。

高度近视者的眼眶

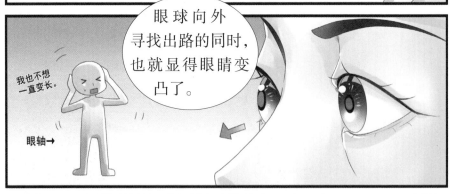

眼球向外寻找出路的同时，也就显得眼睛变凸了。

我也不想一直变长。

眼轴→

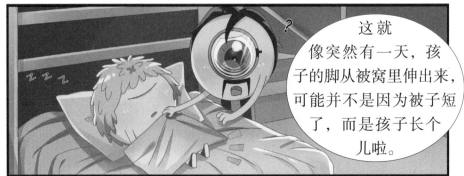

这就像突然有一天，孩子的脚从被窝里伸出来，可能并不是因为被子短了，而是孩子长个儿啦。

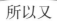
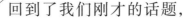
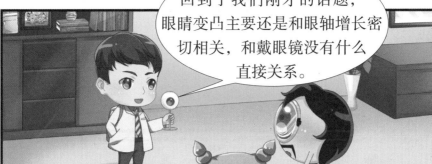
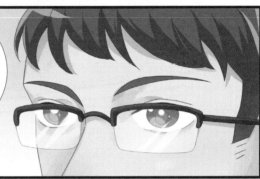
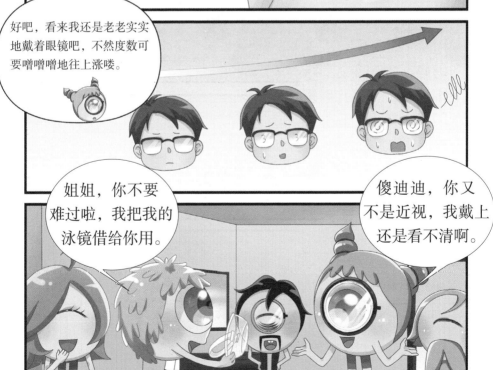

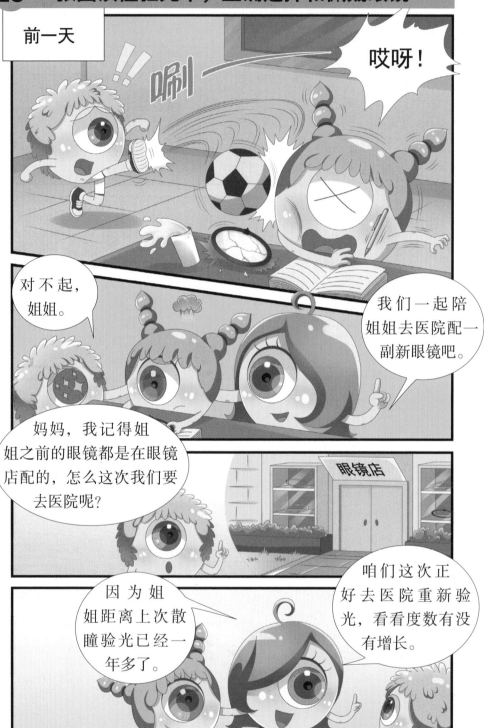

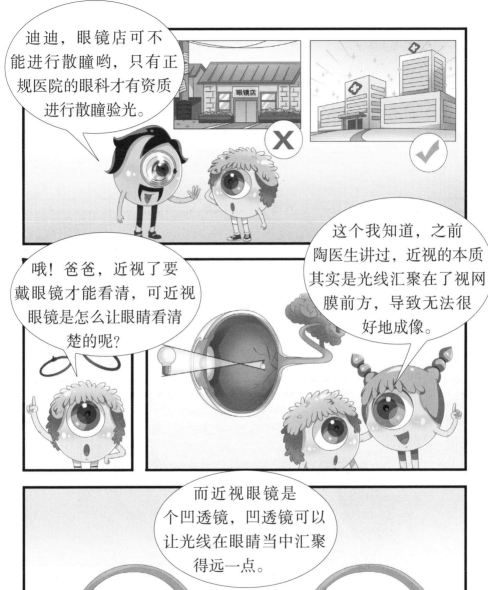

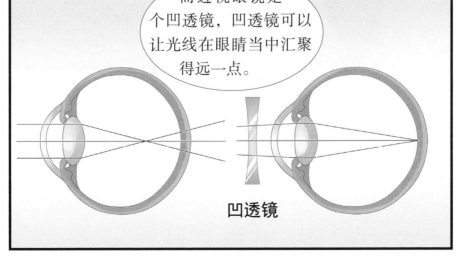

凹透镜

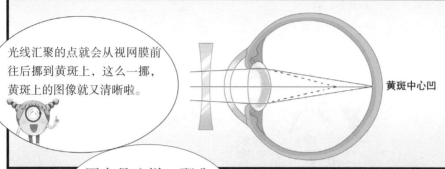

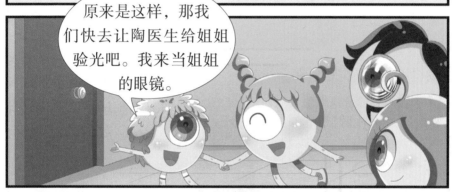

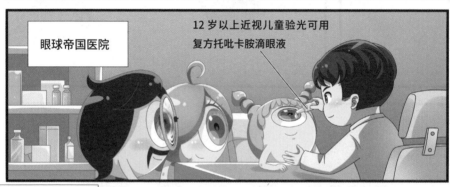

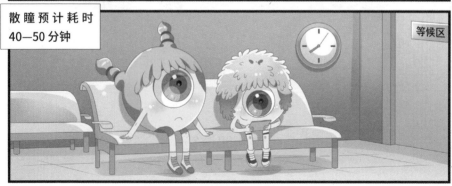

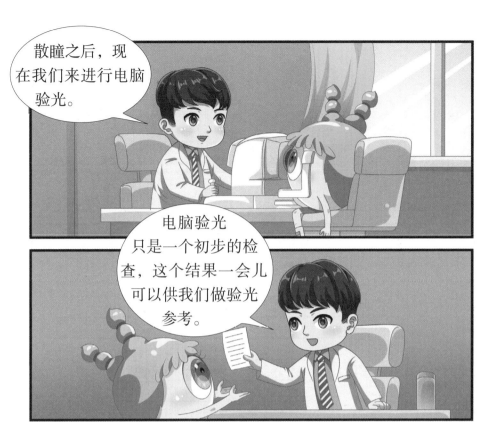

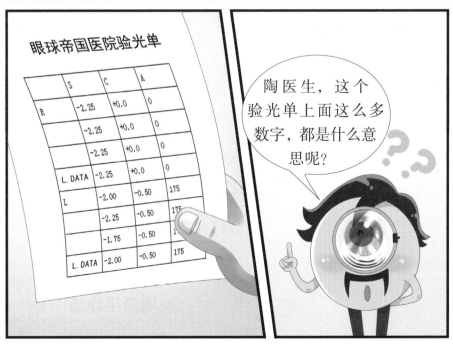

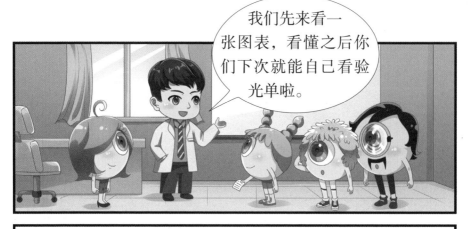

我们先来看一张图表，看懂之后你们下次就能自己看验光单啦。

```
-------0066-------
NAME                M/F
  2017/12/27  09:28
VD-12.00rm
<R>  S      C      A
  - 6.00 - 1.25    4  9
  - 6.00 - 1.25    4  9
  - 6.00 - 1.25    3  9
 <- 6.00 - 1.25    4>
L.DATA
  - 6.25 - 1.25    6
PS 5.8
<L>  S      C      A
  - 6.00 - 1.50 176  9
  - 6.00 - 1.50 177  9
  - 6.00 - 1.50 177  9
 <- 6.00 - 1.50 177>
L.DATA
  - 6.25 - 1.50 175
PS 6.4

PD 63

  NIDCK   ARK-1
```

缩略符	含　　义
NAME	姓名
<R>	右眼
<L>	左眼
S	球镜（近、远视度数）
C	柱镜（散光度数）
A	散光轴位
PD	瞳距（两个瞳孔之间的距离）
L.DATA	数据参考（平均值）
VD	镜眼距

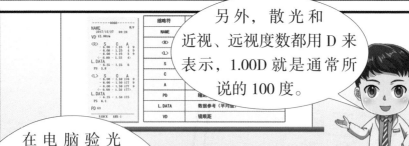

另外，散光和近视、远视度数都用 D 来表示，1.00D 就是通常所说的 100 度。

在电脑验光（客观验光）时，每项一般都会连续测量 3 次，得出 3 行数据，紧接着第 4 行数据为前 3 次测量数据的平均值。接下来我们来看诗晶的数据。

L.DATA
－ 2.25 ＋0.0　0
测量平均值

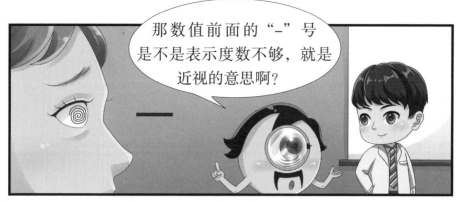

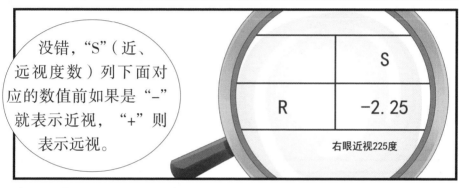

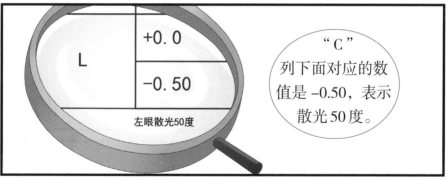

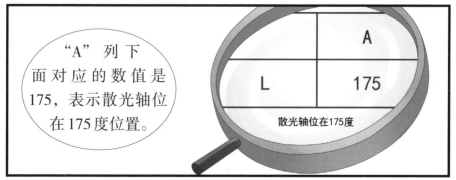

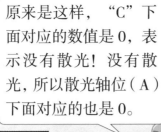

原来是这样，"C"下面对应的数值是0，表示没有散光！没有散光，所以散光轴位（A）下面对应的也是0。

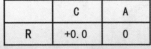

	C	A
R	+0.0	0

诗晶果然聪明！

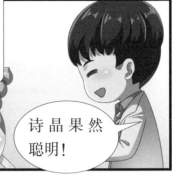

陶医生，结果已经出来了，我们快去给姐姐配眼镜吧，她的眼镜被我给弄坏了。

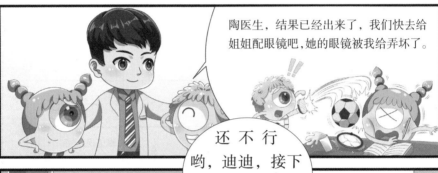

还不行哟，迪迪，接下来还要再进行两项检查。

啊？为什么要做这么多检查啊？

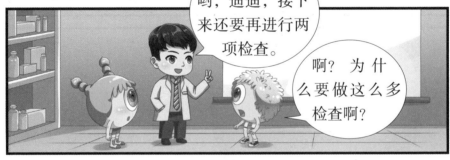

我们刚才说过，客观验光只提供参考，不能得出最终的近视数据。还需要通过综合验光仪更详细地检查；等姐姐的瞳孔恢复之后，再次进行验光，获得一个她的眼睛感觉最舒适时的度数，根据这个度数我们才能配镜哟。

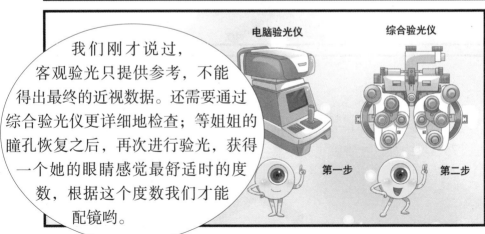

电脑验光仪　　　　　综合验光仪

第一步　　　　　第二步

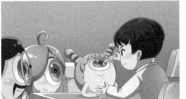
药物散瞳

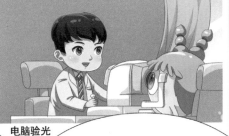
电脑验光

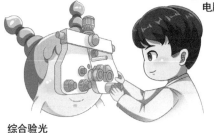
综合验光

首先是药物散瞳，然后是电脑验光，再然后是用综合验光仪进行详细检查，最后是瞳孔恢复后的验光。这步骤可真不少啊。

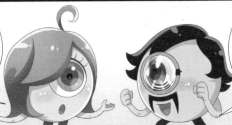

眼镜片虽小，配起来还真是个细致活啊！

那可一定要给诗晶把眼镜配到1.5，越清楚越好！

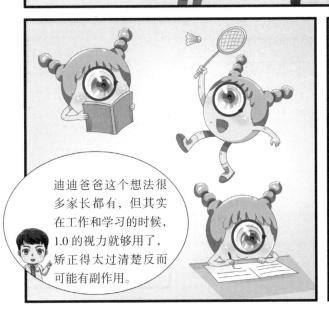

迪迪爸爸这个想法很多家长都有，但其实在工作和学习的时候，1.0的视力就够用了，矫正得太过清楚反而可能有副作用。

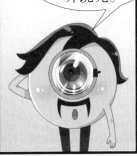

啊？眼镜配得太清楚还有副作用？我还是第一次听说呢。

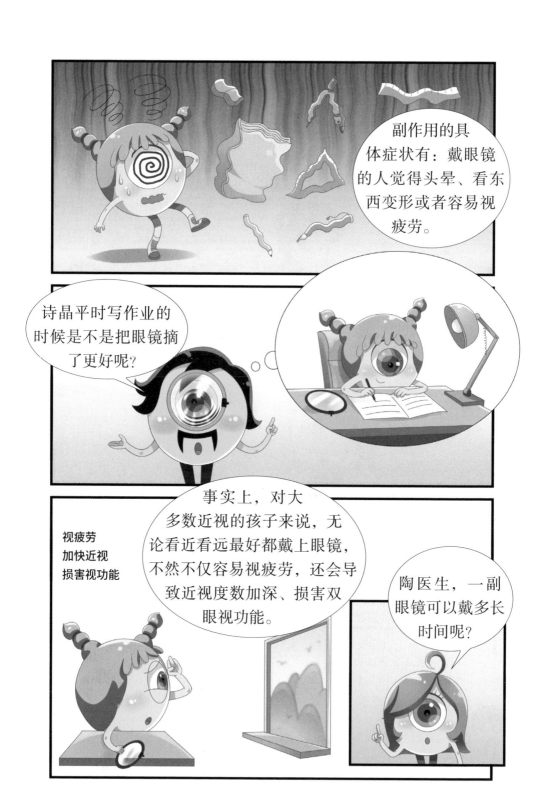

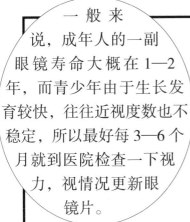

一般来说，成年人的一副眼镜寿命大概在1—2年，而青少年由于生长发育较快，往往近视度数也不稳定，所以最好每3—6个月就到医院检查一下视力，视情况更新眼镜片。

成年人

未成年人

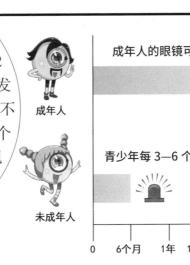

成年人的眼镜可使用1—2年

青少年每3—6个月检查一次视力

0　　6个月　　1年　　1年6个月　　2年

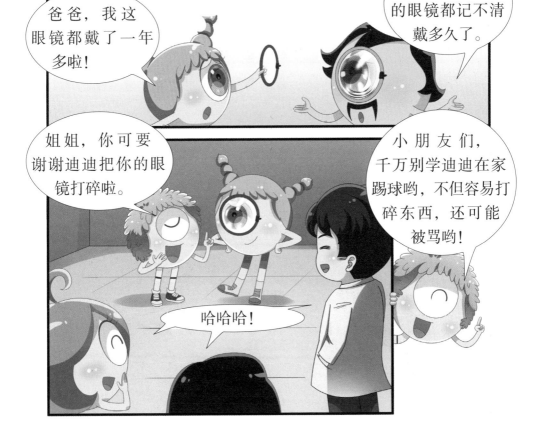

爸爸，我这眼镜都戴了一年多啦！

别说了，爸爸的眼镜都记不清戴多久了。

姐姐，你可要谢谢迪迪把你的眼镜打碎啦。

小朋友们，千万别学迪迪在家踢球哟，不但容易打碎东西，还可能被骂哟！

哈哈哈！

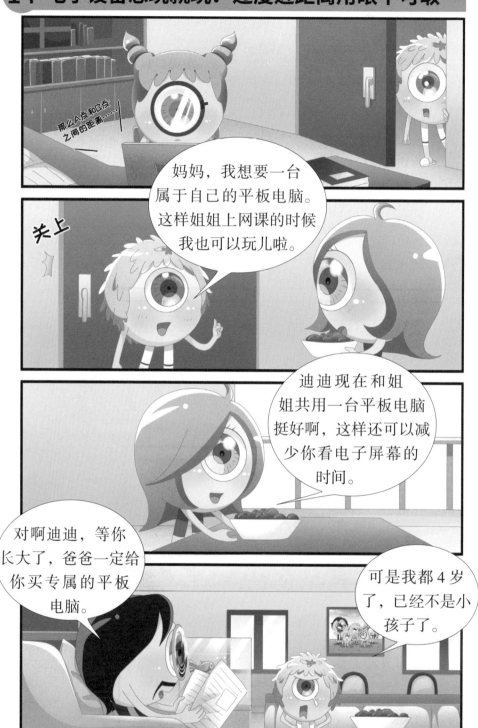

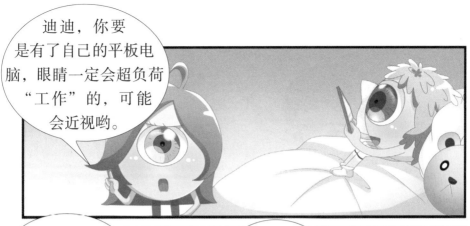

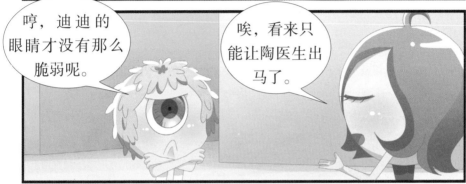

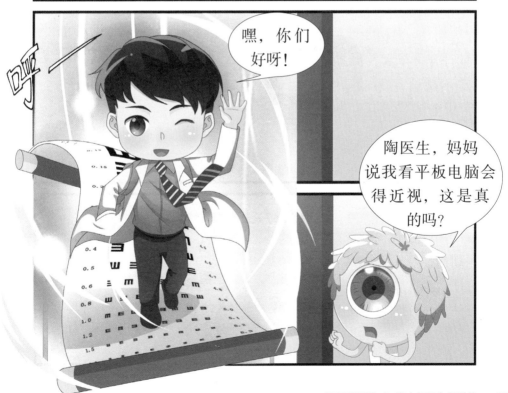

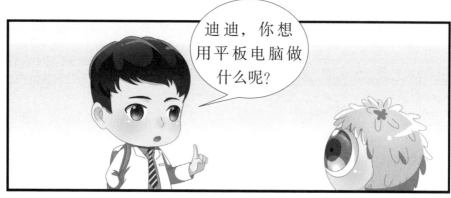

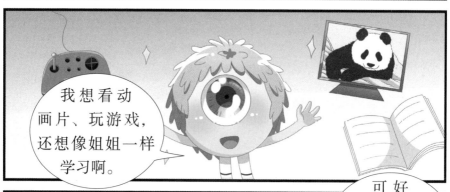

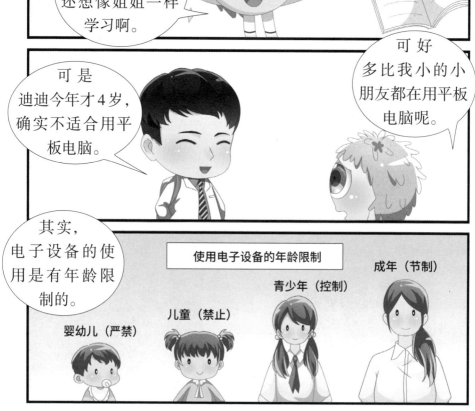

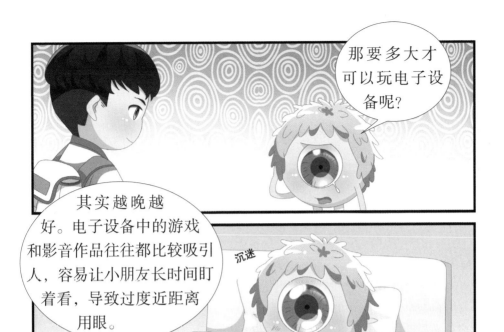

那要多大才可以玩电子设备呢?

其实越晚越好。电子设备中的游戏和影音作品往往都比较吸引人,容易让小朋友长时间盯着看,导致过度近距离用眼。

沉迷

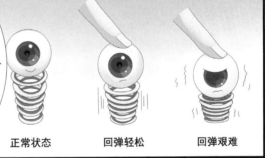

如果在关键的成长发育阶段长时间盯着电子屏幕,近距离用眼,眼睛的调节就会像"弹簧"一样,一直处于高度紧张和持续收缩状态,弹性就会变差,时间长了确实会导致近视。

正常状态　　　回弹轻松　　　回弹艰难

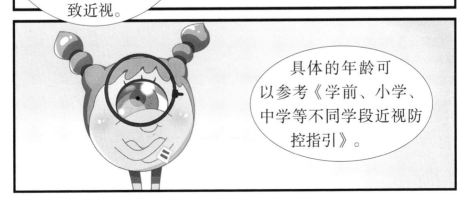

具体的年龄可以参考《学前、小学、中学等不同学段近视防控指引》。

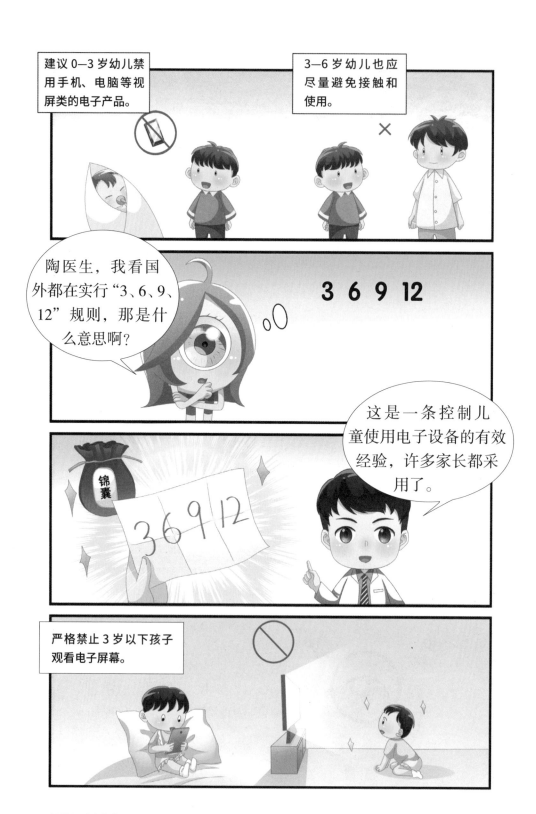

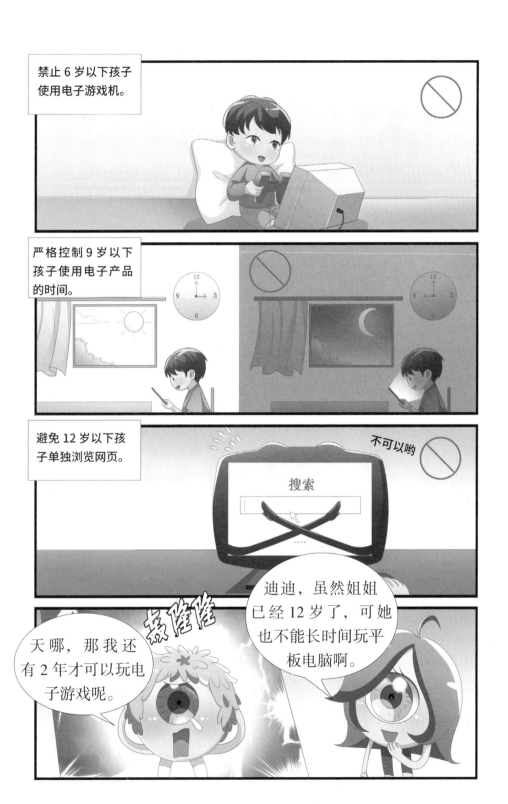

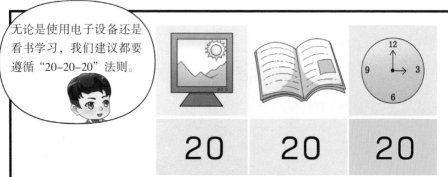

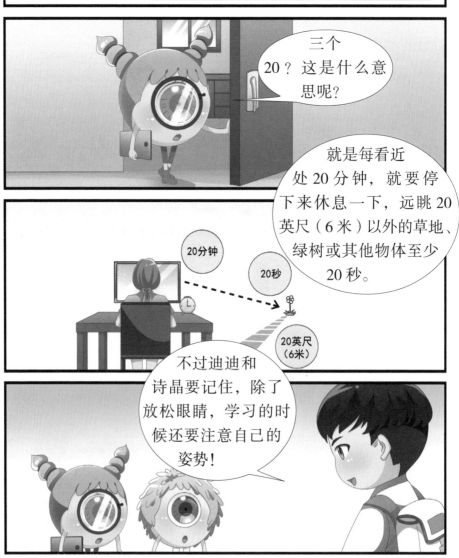

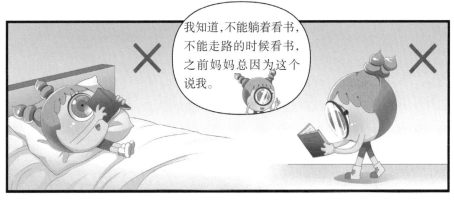

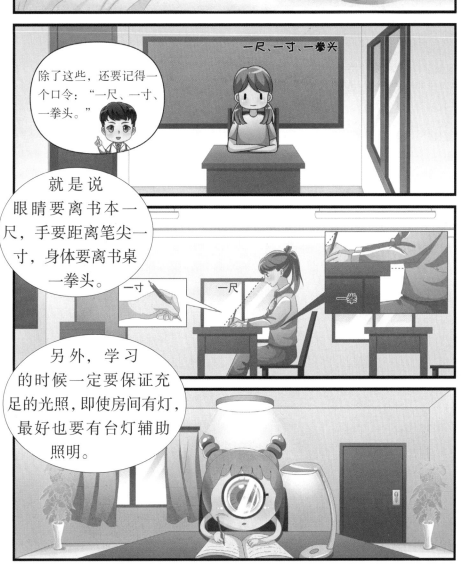

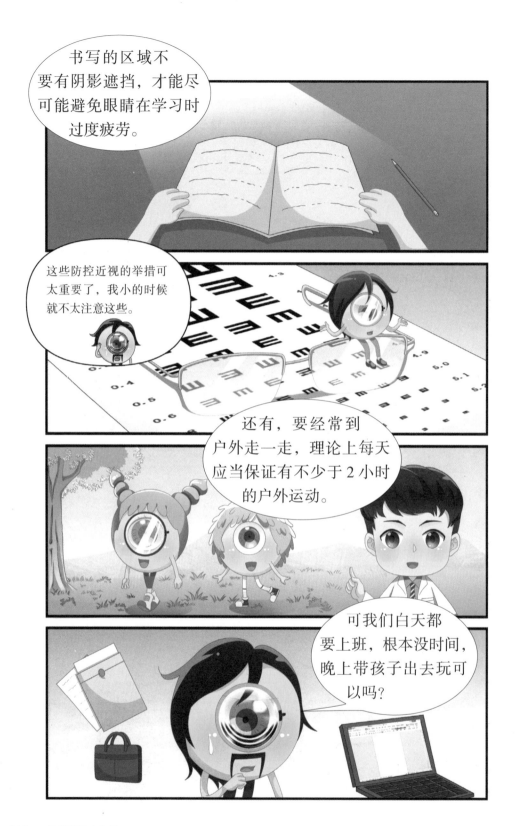

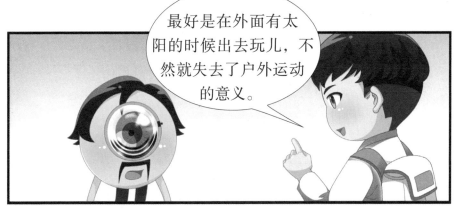

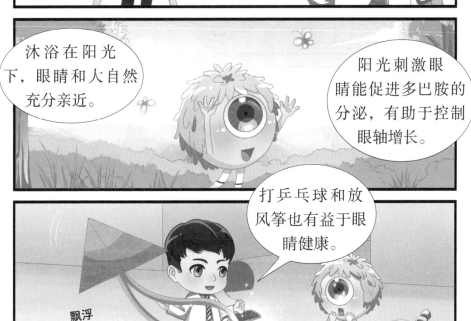

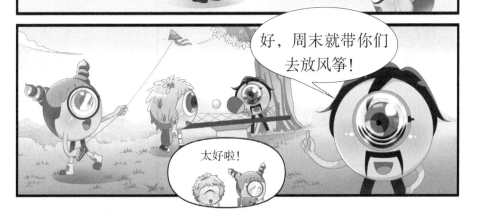

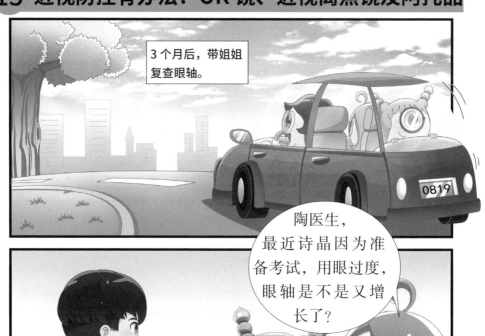

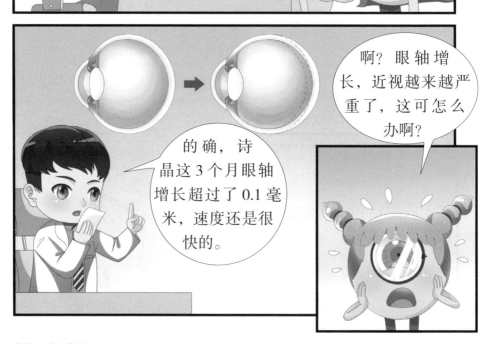

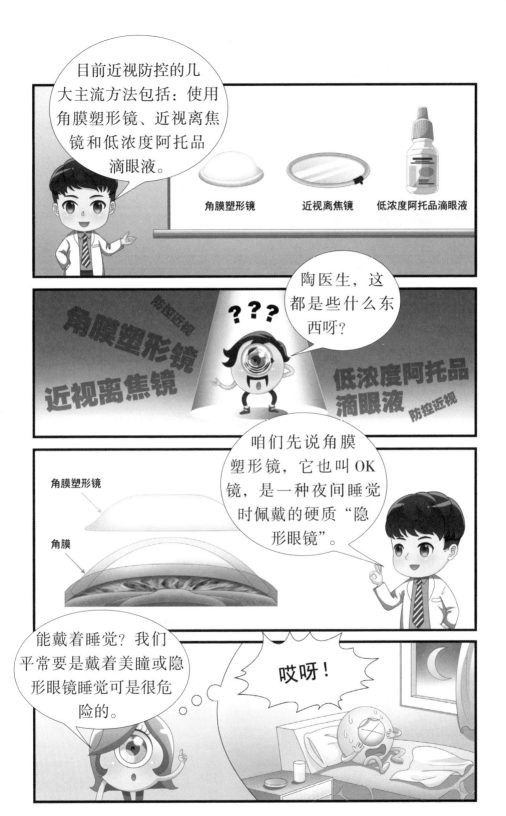

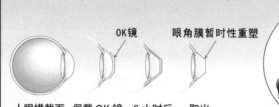

这就是角膜塑形镜的奇特之处。孩子晚上戴着它可以对角膜进行塑形，到了白天就算不戴眼镜也能看清，而且还能延缓孩子近视度数的加深。

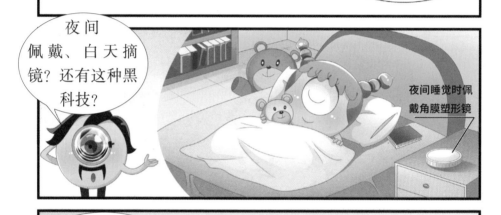

夜间佩戴、白天摘镜？还有这种黑科技？

OK镜采用特殊的几何设计，夜间佩戴后通过塑形能把角膜压平，降低角膜的屈光能力，相当于在角膜上临时"搭建"了一个近视眼镜，所以白天不用戴眼镜也能看清。

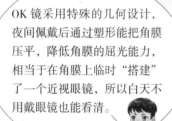

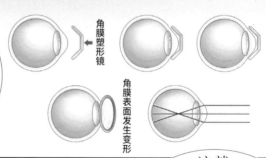

那它控制近视的原理是什么呢？

这就要提到一个近视离焦的概念，还记得我们说的近视眼镜的原理吗？

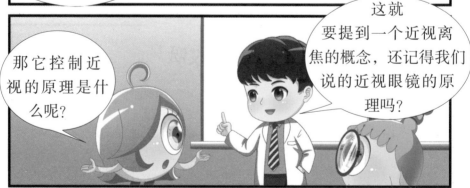

记得，近视眼镜是凹透镜，它矫正视力的原理就是让光线汇聚得远一点，让聚焦的地方从黄斑前向后挪到黄斑上，这样眼睛就能重新看清啦。

黄斑中心凹

凹透镜

传统的近视眼镜只有一个焦点，在让黄斑处光线往后挪的同时，周边光线也会向后挪，但这么一挪，周边视网膜的光就跑到视网膜后去了。

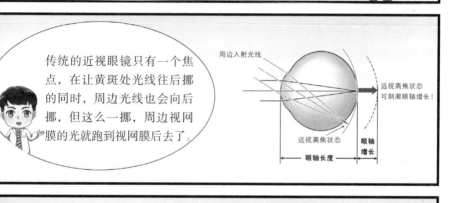

周边入射光线

远视离焦状态可刺激眼轴增长！

远视离焦状态

眼轴长度

眼轴增长

理想状态下，成像聚焦在视网膜上。

近视眼佩戴框架眼镜后，成像在视网膜上，而周边区却成像在视网膜后方，形成远视离焦。

视网膜察觉到光线偏后的离焦状态，发出"生长"信号，所以，眼轴也就继续向后增长了。

这也是近视的孩子即使佩戴了眼镜，眼轴仍会继续增长的原因之一。而近视离焦镜就是通过特殊的光学设计，让周边视网膜的焦点移到视网膜前方。

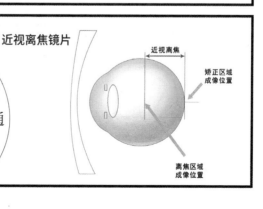

近视离焦镜片

近视离焦

矫正区域成像位置

离焦区域成像位置

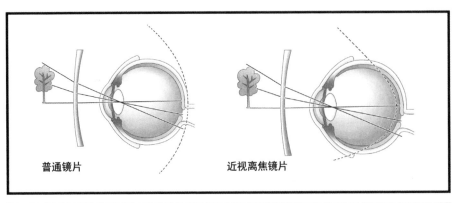

普通镜片   近视离焦镜片

视网膜感觉到前方图像清晰之后，就会努力向前去找这个清晰的图像，从而产生一个对抗眼轴向后增长的力量，达到控制眼轴增长、延缓近视发展的作用。

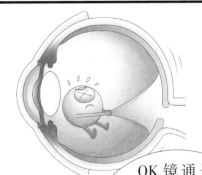

OK镜通过对角膜塑形，能让角膜上也形成这样特殊的光学区，从而在周边视网膜达到近视离焦的效果，所以能够控制近视发展。

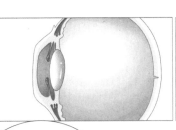

角膜塑形镜（OK镜）

第二种方法——使用近视离焦镜，也是同样的原理吗？

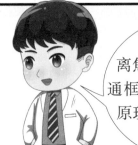

是的，近视离焦镜虽然长得和普通框架眼镜很像，但其原理是和角膜塑形镜类似的。

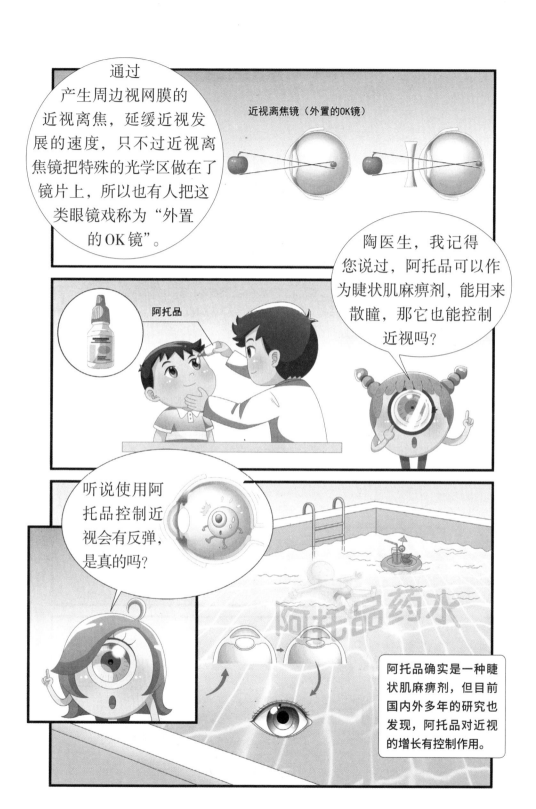

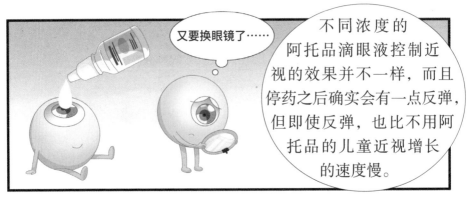

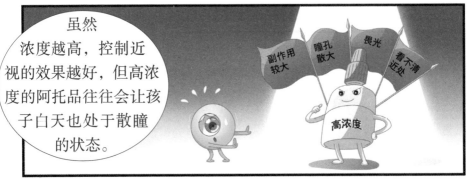

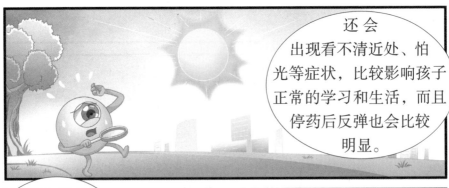

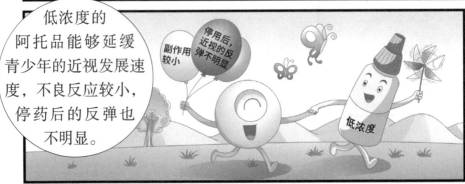

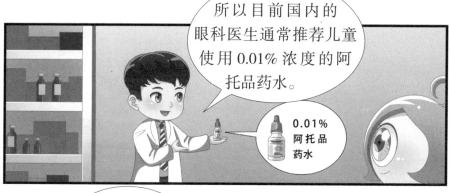

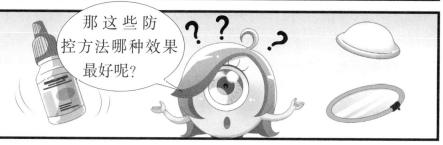

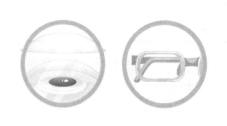

角膜塑形镜＞近视离焦镜

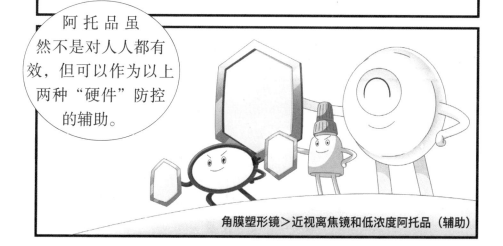

角膜塑形镜＞近视离焦镜和低浓度阿托品（辅助）

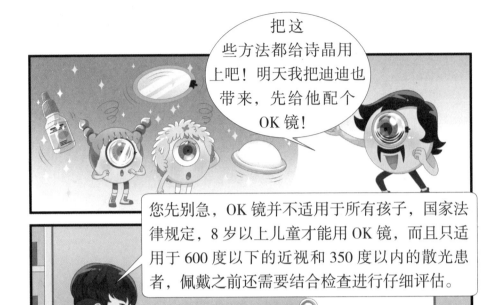

您先别急，OK 镜并不适用于所有孩子，国家法律规定，8 岁以上儿童才能用 OK 镜，而且只适用于 600 度以下的近视和 350 度以内的散光患者，佩戴之前还需要结合检查进行仔细评估。

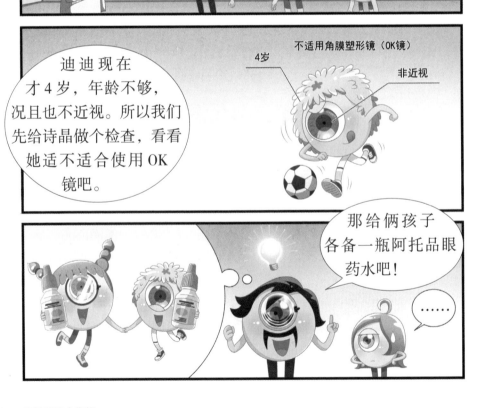

不适用角膜塑形镜（OK镜）

4岁

非近视

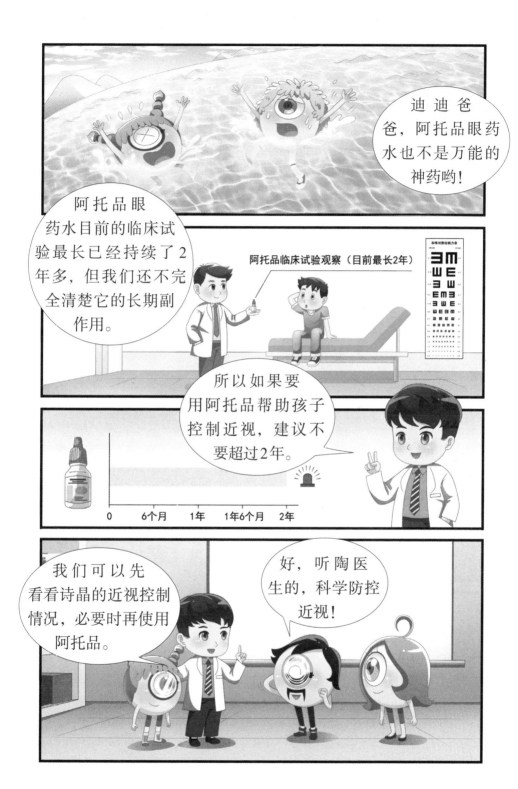

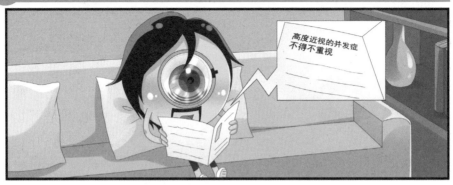

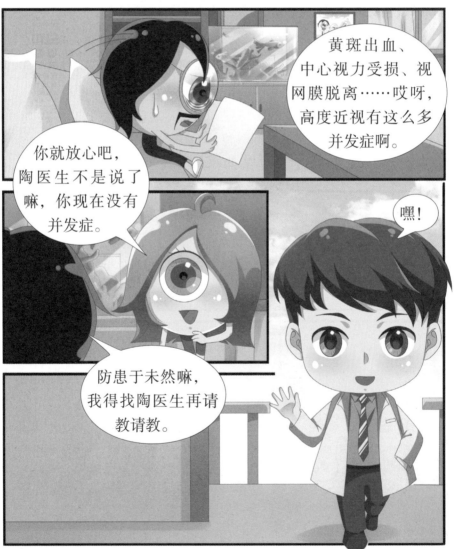

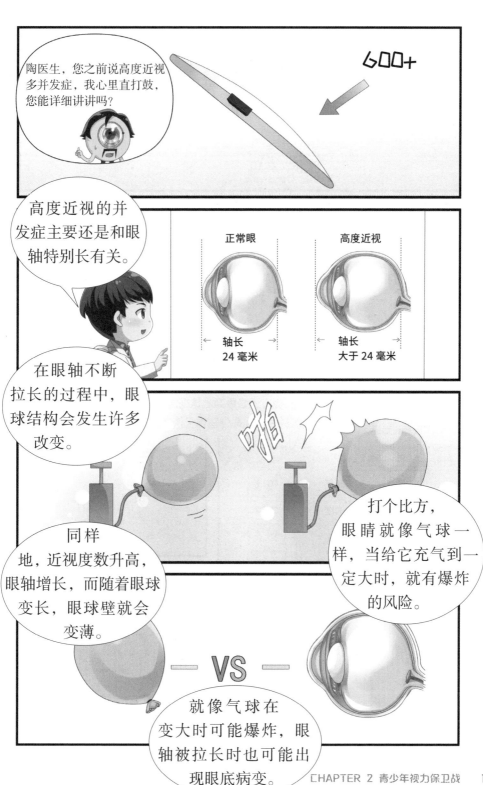

而伴有各种眼底病变的近视就是病理性近视，患者很容易因此出现严重的视力下降，甚至成为盲人。

我怎么看不见了！！

那怎么判断高度近视是不是病理性的呢？

病理性近视的典型特点是近视度数会不断增长，即使成年后也没有停下来的趋势。

与此同时，患者的眼轴也在不断变长，而且眼底检查还会看到眼球视网膜或脉络膜的病变，甚至出现戴眼镜也无法矫正视力的情况。

这眼镜怎么没用啊？

年龄	以最低50度增加		以75度增加		以100度增加
12岁	250度		325度		400度
13岁	300度		400度		500度
14岁	350度	以每年平均50度增加	475度	以每年平均75度增加	600度
15岁	400度		550度		700度
16岁	450度		625度		800度
17岁	500度		700度		900度
18岁	550度		775度		1000度
19岁	600度		850度		1100度
20岁	650度		925度	以每年平均100度增加	1200度
21岁	700度		1000度		1300度

近视越早，度数增长得越快，越容易成为高度近视。

照这么说的话，这些症状我确实都没有。

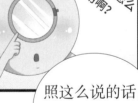

您忘啦，上次给您检查过，您不是病理性近视。

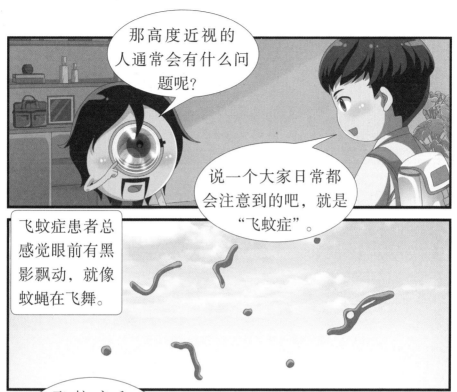

飞蚊症患者总感觉眼前有黑影飘动，就像蚊蝇在飞舞。

那高度近视的人通常会有什么问题呢？

说一个大家日常都会注意到的吧，就是"飞蚊症"。

飞蚊症和近视导致的玻璃体液化、玻璃体混浊有关。虽然低度近视或中度近视的人也可能患有飞蚊症，但高度近视者患病的比例更高。

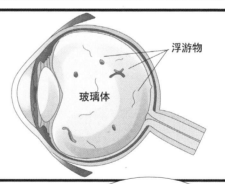

浮游物

玻璃体

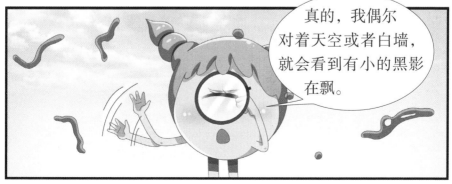

真的，我偶尔对着天空或者白墙，就会看到有小的黑影在飘。

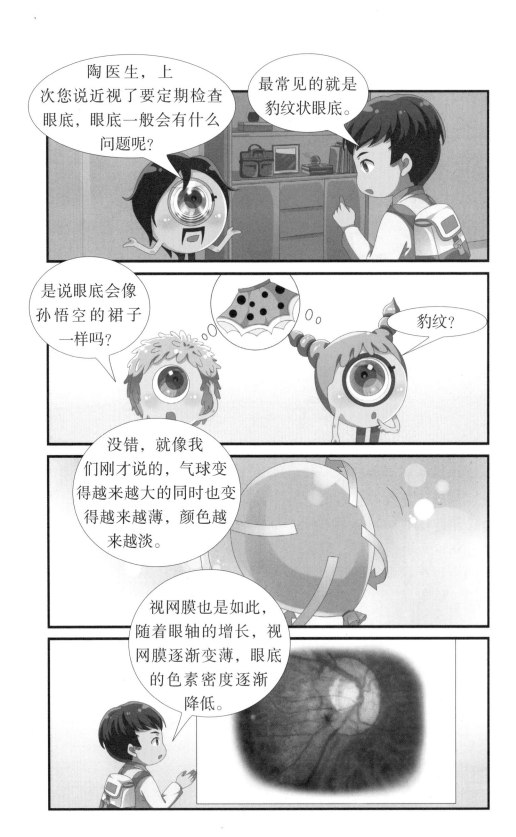

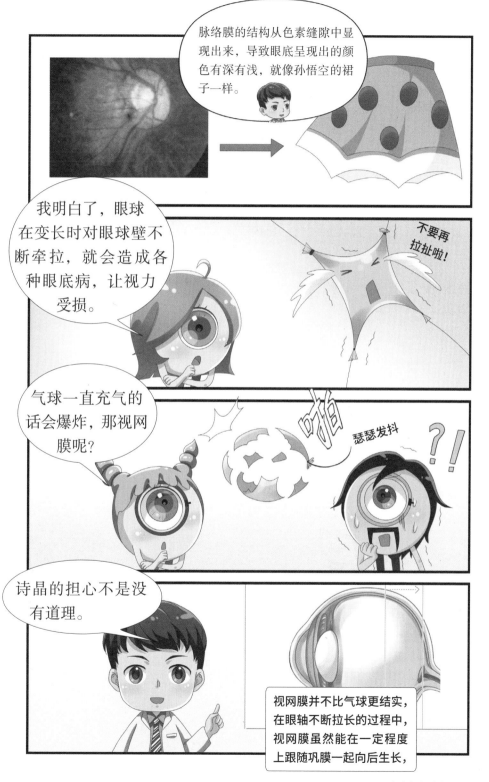

但由于视网膜并不能无限拉长，所以当它绷不住的时候，就会被拉出小的裂孔，这就是视网膜裂孔。

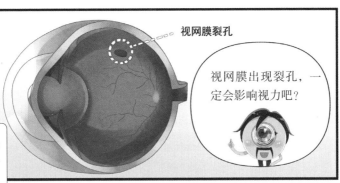

视网膜裂孔

视网膜出现裂孔，一定会影响视力吧？

也不一定，很多视网膜上有裂孔的人其实都没有症状，而真正出现症状的时候，往往是因为出现了更严重的并发症——视网膜脱离或者玻璃体积血。

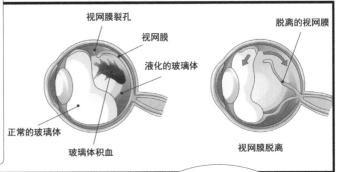

视网膜裂孔

视网膜

液化的玻璃体

脱离的视网膜

正常的玻璃体

玻璃体积血

视网膜脱离

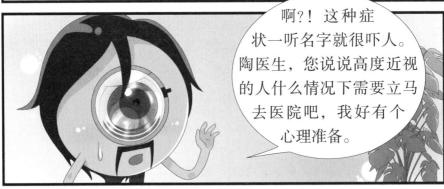

啊？！这种症状一听名字就很吓人。陶医生，您说说高度近视的人什么情况下需要立马去医院吧，我好有个心理准备。

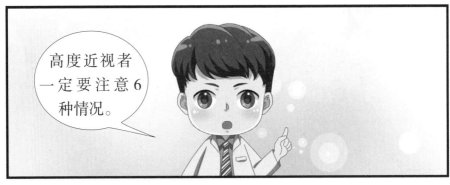

高度近视者一定要注意6种情况。

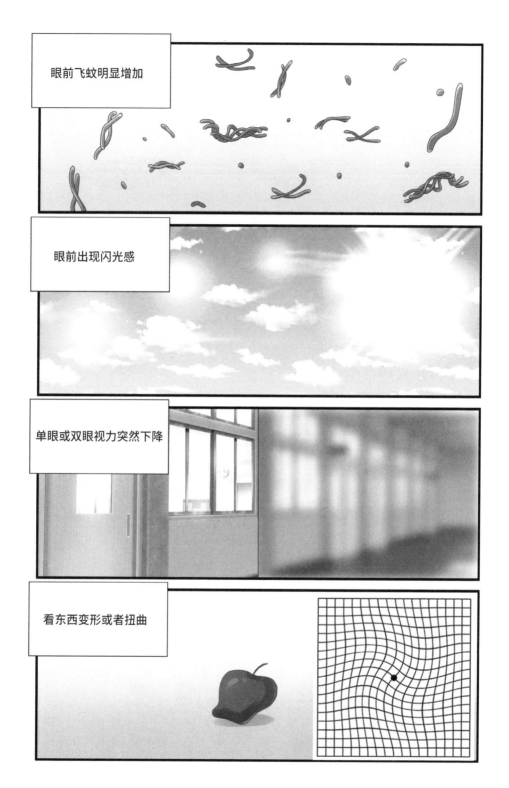

眼前飞蚊明显增加

眼前出现闪光感

单眼或双眼视力突然下降

看东西变形或者扭曲

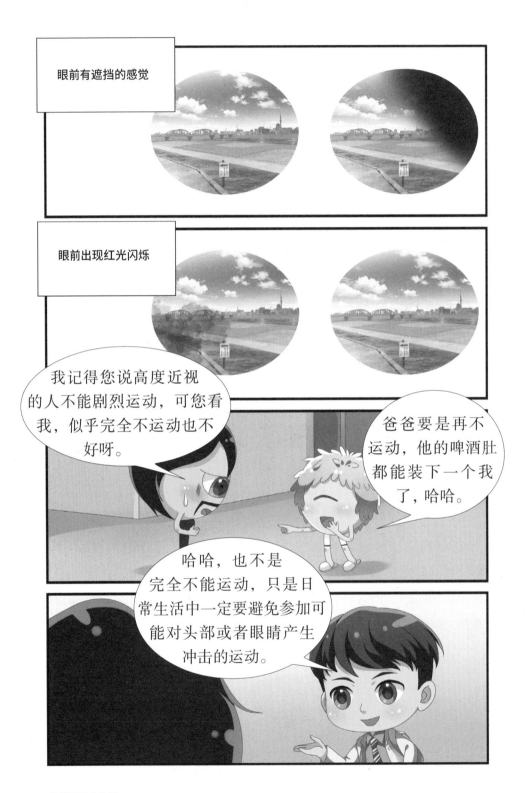

眼前有遮挡的感觉

眼前出现红光闪烁

我记得您说高度近视的人不能剧烈运动，可您看我，似乎完全不运动也不好呀。

爸爸要是再不运动，他的啤酒肚都能装下一个我了，哈哈。

哈哈，也不是完全不能运动，只是日常生活中一定要避免参加可能对头部或者眼睛产生冲击的运动。

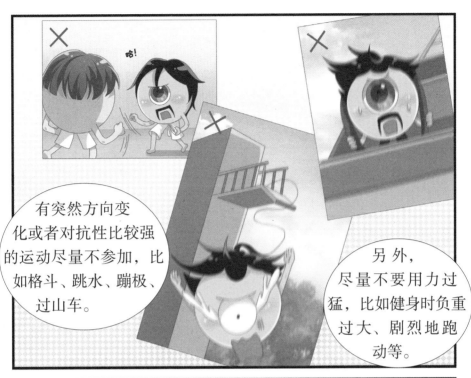

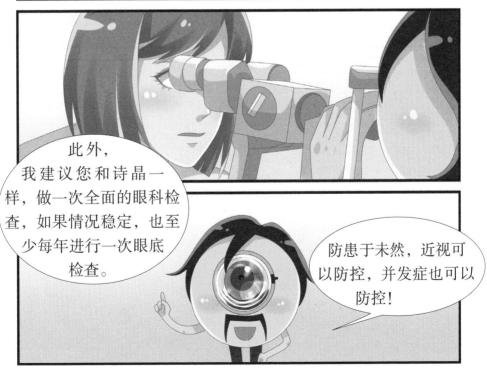

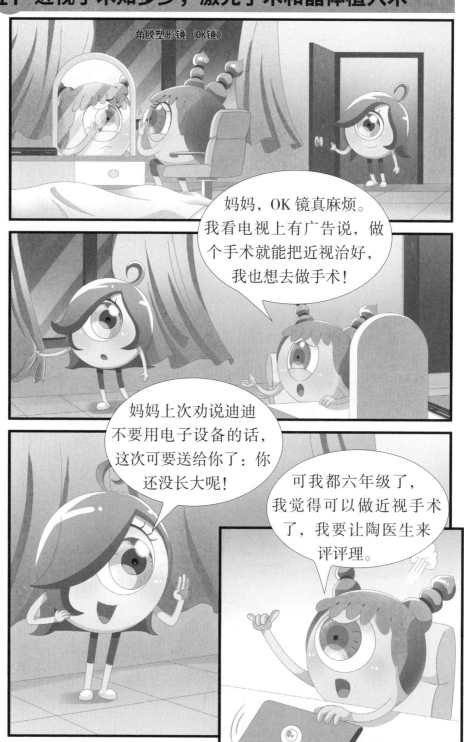

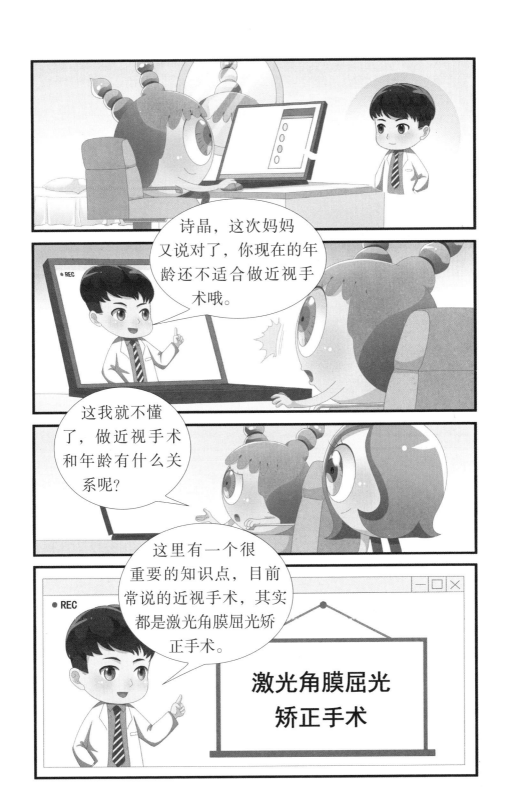

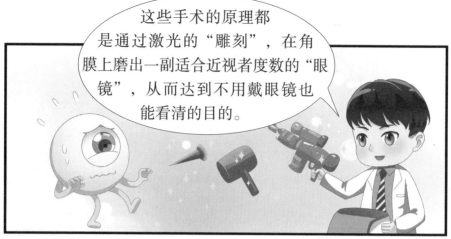

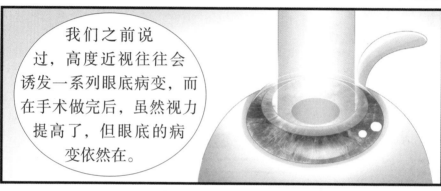

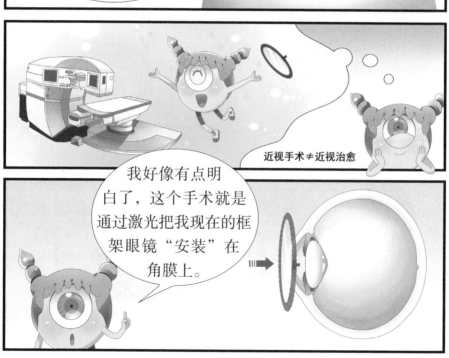

近视手术≠近视治愈

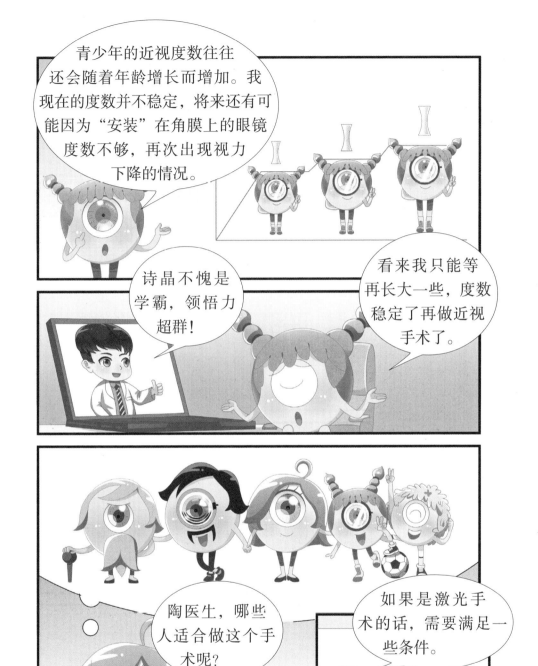

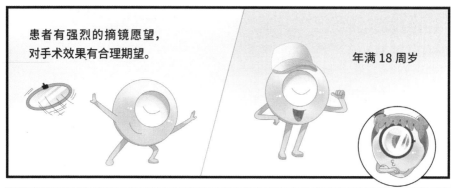

患者有强烈的摘镜愿望，对手术效果有合理期望。

年满 18 周岁

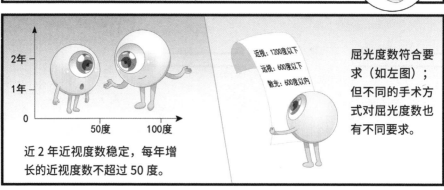

近 2 年近视度数稳定，每年增长的近视度数不超过 50 度。

近视：1200度以下
远视：600度以下
散光：600度以内

屈光度数符合要求（如左图）；但不同的手术方式对屈光度数也有不同要求。

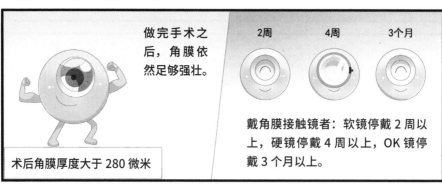

做完手术之后，角膜依然足够强壮。

术后角膜厚度大于 280 微米

2周　　4周　　3个月

戴角膜接触镜者：软镜停戴 2 周以上，硬镜停戴 4 周以上，OK 镜停戴 3 个月以上。

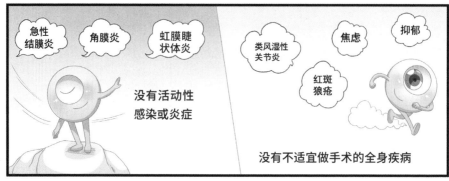

急性结膜炎　角膜炎　虹膜睫状体炎

没有活动性感染或炎症

类风湿性关节炎　焦虑　抑郁　红斑狼疮

没有不适宜做手术的全身疾病

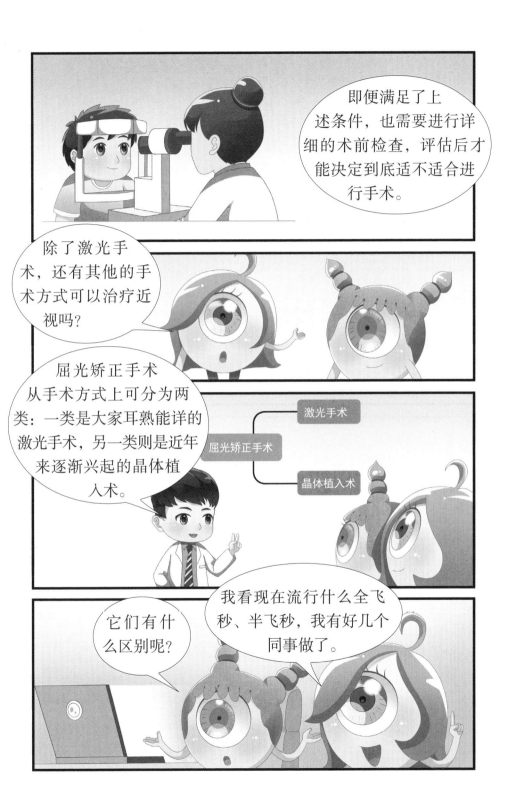

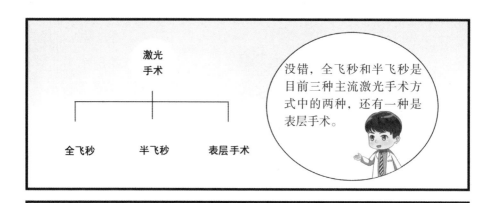

激光
手术

全飞秒　　　半飞秒　　　表层手术

没错，全飞秒和半飞秒是目前三种主流激光手术方式中的两种，还有一种是表层手术。

它们的核心原理都是通过激光对角膜进行"雕刻"，但具体过程略有不同。

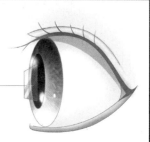

上皮层——
前弹力层——

基质层——

对角膜上皮、前弹力层和角膜基质等需要切削的部分进行消融

表层手术指通过激光直接在角膜表面进行"雕刻"。

小贴士：查看第 2 节可以复习角膜结构。

角膜表面有很多神经，而表层手术会直接把角膜上皮"变没"。术后需要让角膜上皮慢慢愈合，所以表层手术刚做完的一两天会比较难受。

1. 激光轻柔消除角膜上皮；

2. 完成屈光矫正；

3. 术后慢慢愈合。

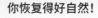

你恢复得好自然!

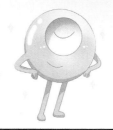

表层手术
优点：术后角膜结构恢复得更接近自然状态，角膜结构也更结实。

半飞秒手术不会把角膜上皮全都去掉，而是在角膜表面通过激光打开一个"盖子"，暴露出角膜的基质层，然后进行激光雕刻，之后再由医生把角膜的盖子盖回去。

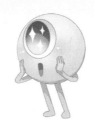

角膜（治疗区）

飞秒激光

角膜层

准分子激光 ▶

角膜基质层

半飞秒手术能够矫正的度数范围比较大，但也需要一段时间恢复角膜切口。

全飞秒不会在角膜上打开"盖子"，而是透过角膜的上皮细胞层和前弹力层，在基质层"雕刻"出一个透镜。最后在角膜缘开一个小口，从小口里把不要的部分抽出来。

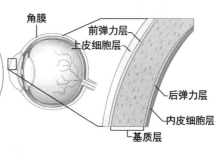

角膜

前弹力层
上皮细胞层

后弹力层

内皮细胞层

基质层

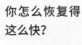

你怎么恢复得
这么快？

因为我做的是
全飞秒！

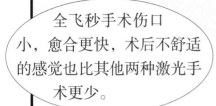

全飞秒手术伤口小，愈合更快，术后不舒适的感觉也比其他两种激光手术更少。

不过全飞秒手术过程中切削的角膜相对较多，所以对屈光度数和角膜的厚度要求更高，而且价格也相对昂贵。

……　　就是价格贵了点。

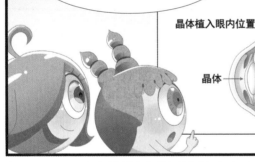

那晶体植入术又是什么样的呢？

如果说激光手术是在角膜表面"雕刻"眼镜的话，晶体植入术就是把眼镜直接"装"进眼睛里。

晶体植入眼内位置

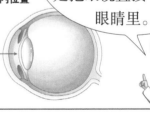

晶体

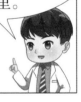

手术时，医生会在角膜缘开一个小口，然后把一个折叠好的镜片从切口塞进眼睛，展开之后放在虹膜和晶体之间，最后再调整一下位置。

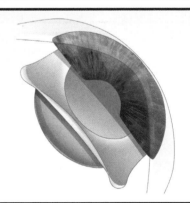

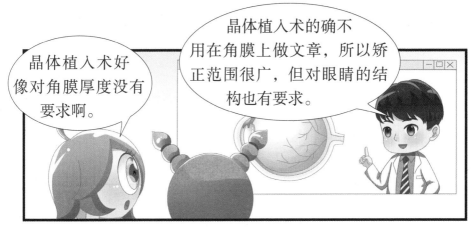

晶体植入术好像对角膜厚度没有要求啊。

晶体植入术的确不用在角膜上做文章，所以矫正范围很广，但对眼睛的结构也有要求。

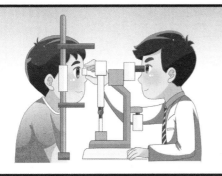

需要结合术前的检查才能明确能不能做，而且这个手术应该算是几种屈光矫正手术中价格最贵的。

没想到近视手术竟然有这么多分类和讲究。

是啊，光年龄这一条我就不符合要求，看来我现在还不能和眼镜说拜拜。

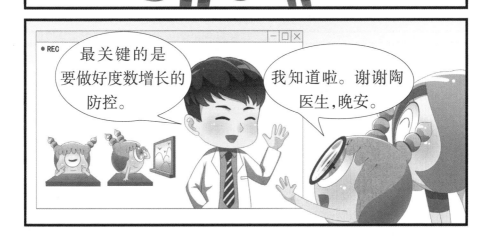

最关键的是要做好度数增长的防控。

我知道啦。谢谢陶医生,晚安。

远视能看清远处？散光是与生俱来的？

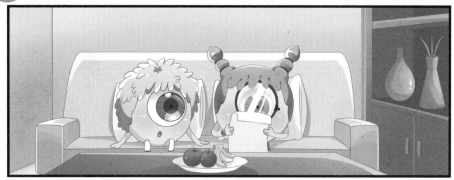

R	-2.25	+0.0	0
	-2.25	+0.0	0
	-2.25	+0.0	0
L. DATA	-2.25	+0.0	0
L	-2.00	-0.50	175
	-2.25	-0.50	175
	-1.75	-0.50	175

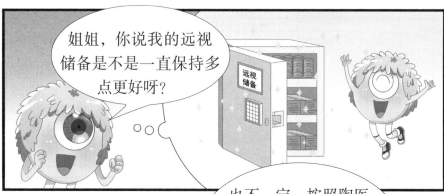

姐姐，你说我的远视储备是不是一直保持多点更好呀？

远视储备

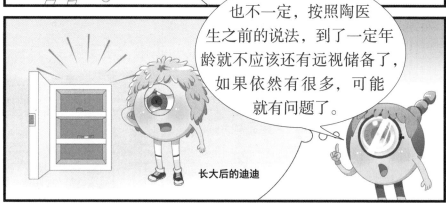

也不一定，按照陶医生之前的说法，到了一定年龄就不应该还有远视储备了，如果依然有很多，可能就有问题了。

长大后的迪迪

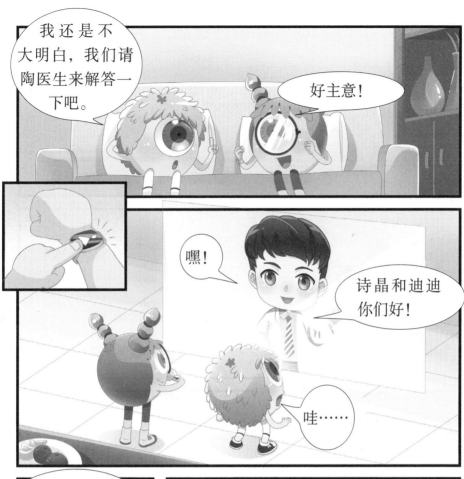

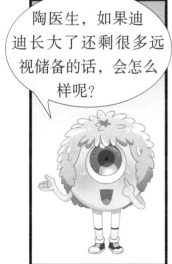

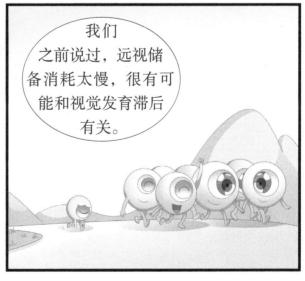

眼轴过短、角膜屈光力不足或者晶状体屈光力太弱，都可能导致剩下部分远视储备。

眼轴过短

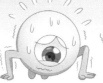

角膜屈光力不足

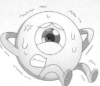

晶状体屈光力太弱

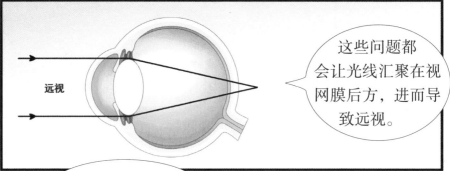

远视

这些问题都会让光线汇聚在视网膜后方，进而导致远视。

远视是不是能看到很远的地方？

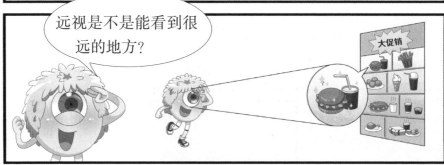

大促销

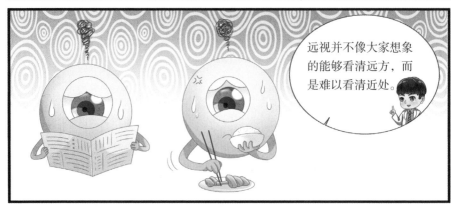

远视并不像大家想象的能够看清远方，而是难以看清近处。

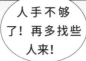

远视患者必须动用更多的调节功能才能看清物体，所以无论看远还是看近，都很容易导致视疲劳。

人手不够了！再多找些人来！

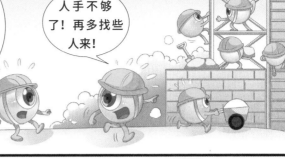

小贴士：查看第9节可以复习调节功能内容！

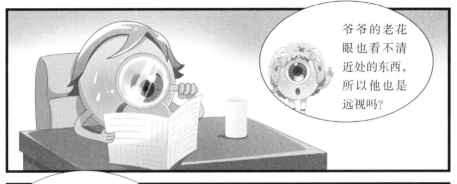

爷爷的老花眼也看不清近处的东西，所以他也是远视吗？

还真不一样，老花眼一般是45岁以上的人多发的视觉问题，而且老花眼通常看远处更清楚。

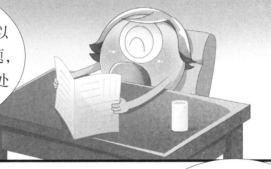

不过其他年龄段的人也可能患上远视，且看近、看远都不是很自如。

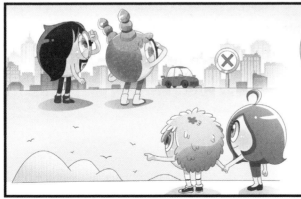

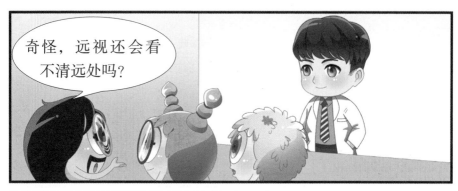

奇怪，远视还会看不清远处吗？

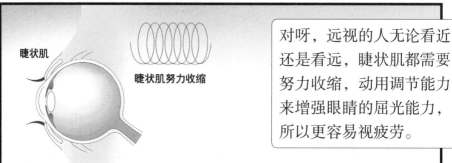

睫状肌

睫状肌努力收缩

对呀，远视的人无论看近还是看远，睫状肌都需要努力收缩，动用调节能力来增强眼睛的屈光能力，所以更容易视疲劳。

轻度的远视看远处时可以通过调节能力来弥补，重度的远视即使睫状肌很努力了，可能也无法让光线成功落在视网膜上，所以就会出现远近都看不清的情况。

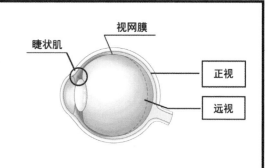

视网膜

睫状肌

正视

远视

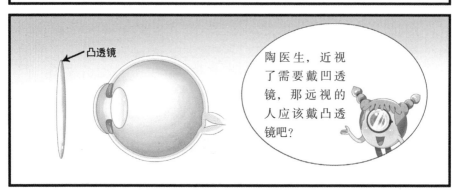

凸透镜

陶医生，近视了需要戴凹透镜，那远视的人应该戴凸透镜吧？

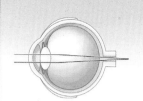

进入眼睛的光线
汇聚在视网膜后方

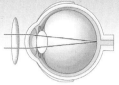

佩戴远视镜（凸透镜）后
光线重新聚焦在视网膜上

诗晶
很聪明！凸透镜能够帮助光线汇聚，从而矫正远视，但也需要验光才能明确合适的眼镜度数，不能随意配镜。

陶医生，那散光又是怎么回事呢?

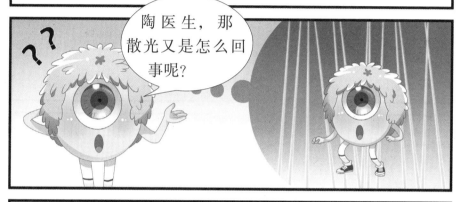

理想的眼睛
是一个完美而规则的圆球，在这种情况下光线进入眼睛后会汇聚到一个点上，从而形成清晰的图像。

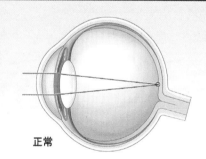

散光的眼睛由于形状并不均匀，各个方向上光线折射的能力并不相同，所以光线不能汇聚到一个理想的点上，也就无法形成清晰的图像。

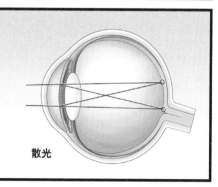

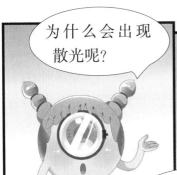

为什么会出现散光呢?

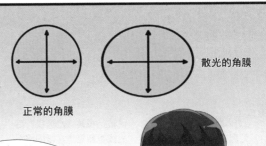

正常的角膜

散光的角膜

从眼睛结构上来说,眼睛的大部分散光都是因为角膜的形状不够规则导致的,直白一点说就是角膜的形状不够"圆"。

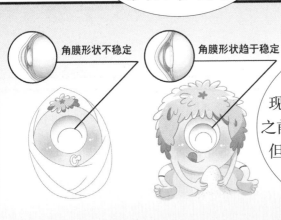

角膜形状不稳定

角膜形状趋于稳定

不过,散光也是一种非常自然的现象。通常来说,人在 3 岁之前角膜的形状可能并不稳定,但从 3 岁一直到老,角膜形状都会处于比较稳定的状态。

所以 3 岁时角膜发育成了什么形状,很大程度上决定了一个人的眼睛会不会有散光。

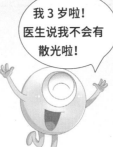

我 3 岁啦!医生说我不会有散光啦!

医生说我可能会患上散光……

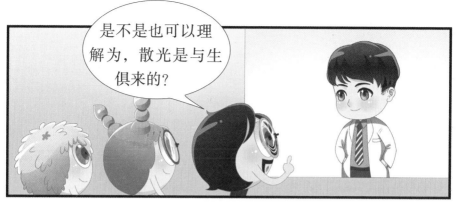

是不是也可以理解为，散光是与生俱来的？

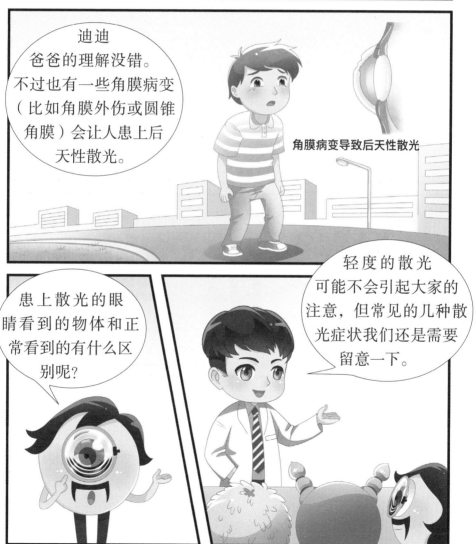

迪迪
爸爸的理解没错。
不过也有一些角膜病变（比如角膜外伤或圆锥角膜）会让人患上后天性散光。

角膜病变导致后天性散光

轻度的散光可能不会引起大家的注意，但常见的几种散光症状我们还是需要留意一下。

患上散光的眼睛看到的物体和正常看到的有什么区别呢？

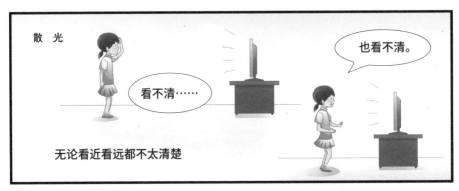

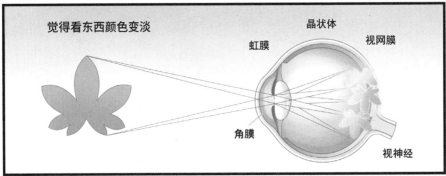

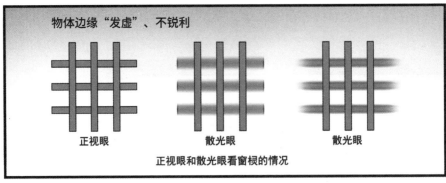

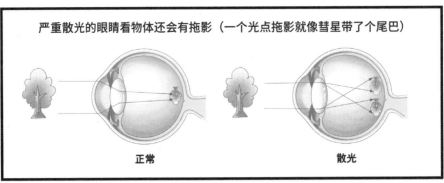

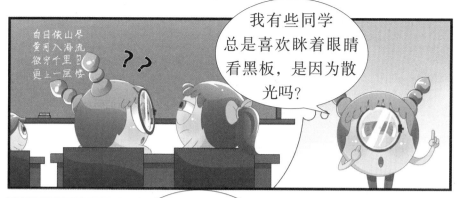

我有些同学总是喜欢眯着眼睛看黑板，是因为散光吗？

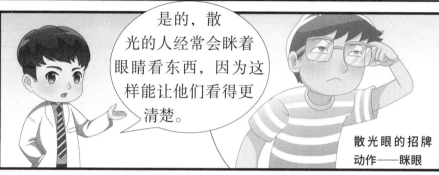

是的，散光的人经常会眯着眼睛看东西，因为这样能让他们看得更清楚。

散光眼的招牌动作——眯眼

如果不戴眼镜矫正的话，散光也很容易引起视疲劳。

正常　　　　散光

再见！

和陶医生聊天真长知识！

哇！原来是这样。

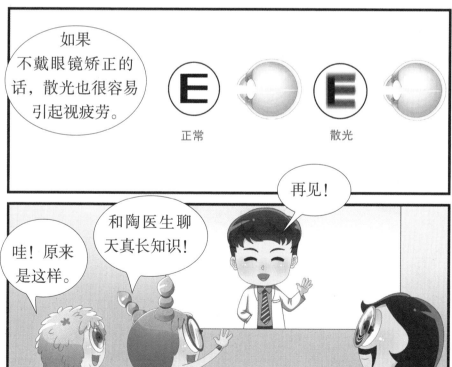

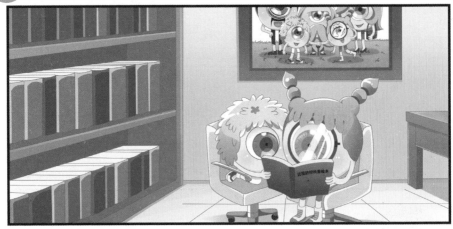

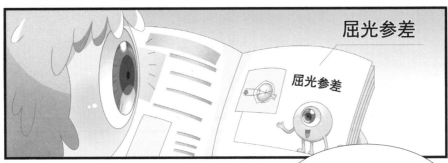

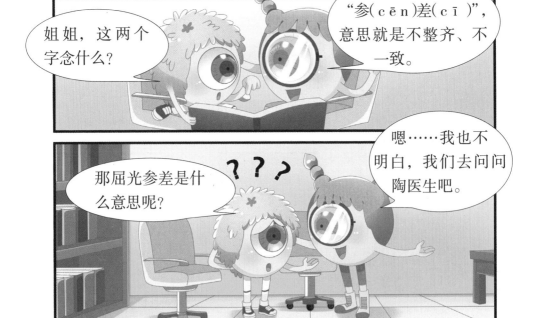

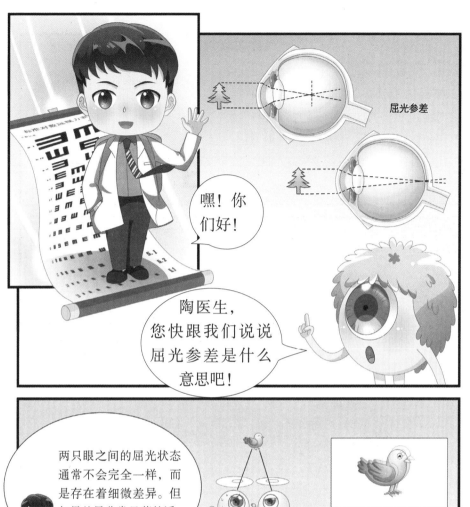

嘿！你们好!

陶医生，您快跟我们说说屈光参差是什么意思吧!

屈光参差

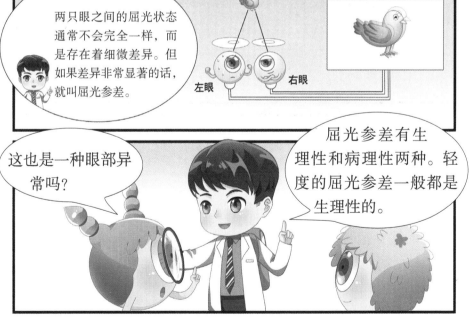

两只眼之间的屈光状态通常不会完全一样，而是存在着细微差异。但如果差异非常显著的话，就叫屈光参差。

左眼　右眼

这也是一种眼部异常吗?

屈光参差有生理性和病理性两种。轻度的屈光参差一般都是生理性的。

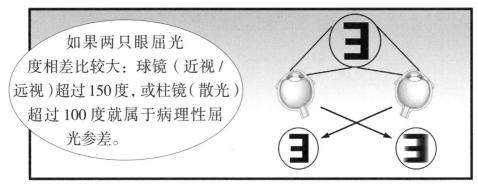

如果两只眼屈光度相差比较大：球镜（近视/远视）超过150度，或柱镜（散光）超过100度就属于病理性屈光参差。

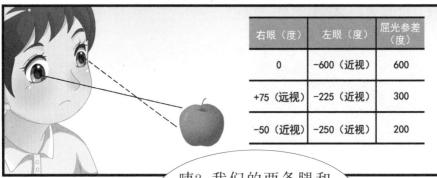

右眼（度）	左眼（度）	屈光参差（度）
0	−600（近视）	600
+75（远视）	−225（近视）	300
−50（近视）	−250（近视）	200

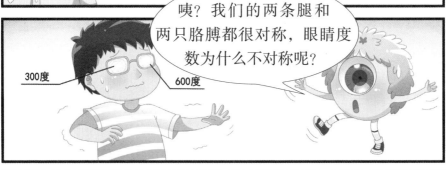

300度

600度

咦？我们的两条腿和两只胳膊都很对称，眼睛度数为什么不对称呢？

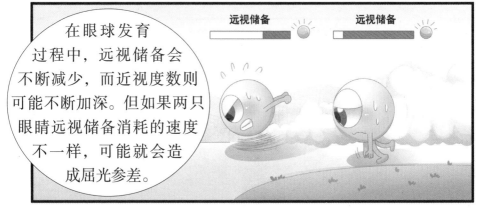

远视储备

远视储备

在眼球发育过程中，远视储备会不断减少，而近视度数则可能不断加深。但如果两只眼睛远视储备消耗的速度不一样，可能就会造成屈光参差。

左右两只眼睛屈光系统的组织发育情况不同，以及眼轴长度发育不平衡，都可能造成屈光参差。

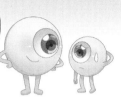

屈光系统组织
发育情况不同

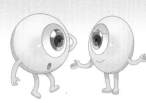

眼轴长度发育不平衡

所以屈光参差是先天性的吗？

不一定。有些人可能是由于眼外伤、角膜手术、角膜病变等导致了屈光参差。也有部分人的屈光参差是因为某些眼部先天性疾病，如眼球后退综合征、真性小眼球等导致的。

眼外伤

角膜手术

角膜病变

先天性疾病

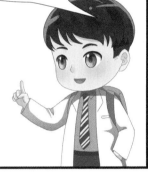

如果两条腿不一样长，走起路来就会一瘸一拐，脚印也是一深一浅，那屈光参差的两只眼睛看东西是不是也不一样呢？

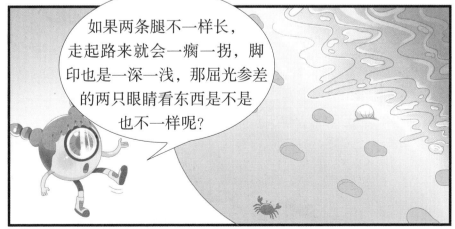

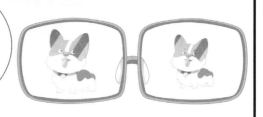

诗晶对生活的观察很细致。没错！屈光参差比较严重的话，因为眼镜的光学特性，即使佩戴眼镜，两只眼睛看到的物体也不一样，所以非常容易视疲劳。

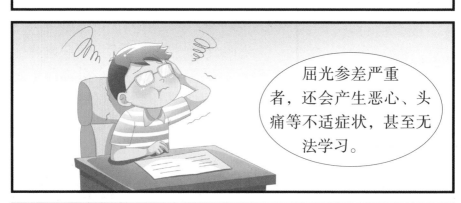

屈光参差严重者，还会产生恶心、头痛等不适症状，甚至无法学习。

除了视疲劳，屈光参差还有斜视、屈光参差性弱视、双眼单视功能障碍、交替注视等临床表现。

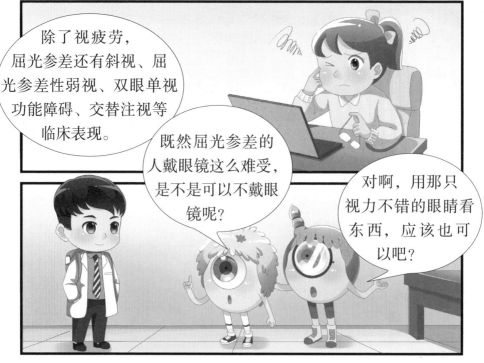

既然屈光参差的人戴眼镜这么难受，是不是可以不戴眼镜呢？

对啊，用那只视力不错的眼睛看东西，应该也可以吧？

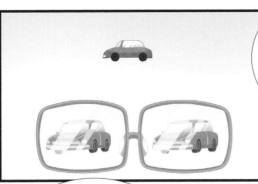

当然不是啦，我们在成长过程中需要让两只眼睛都能看清楚才可以，如果屈光参差长期得不到治疗，就会产生很多问题。

最常见的就是会影响立体视功能。如果一只眼能获得清楚的图像，而另一只眼不能，那么大脑就无法将获得的视觉信息处理成立体的信息。

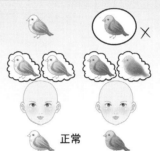

大脑自动忽略模糊的图像

患侧眼成像模糊

正常　　　屈光参差

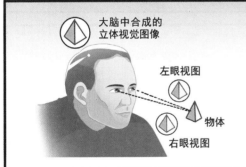

大脑中合成的立体视觉图像

左眼视图

物体

右眼视图

轻度屈光参差一般并不影响双眼的立体视觉。但屈光参差超过一定程度后，双眼影像融合能力就会丧失，以致无法形成立体视觉。

陶医生，我们要怎样才能预防屈光参差呢？

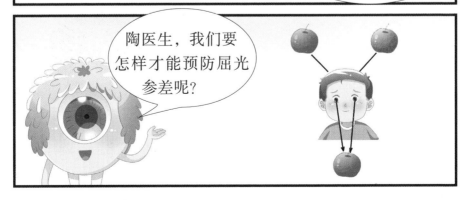

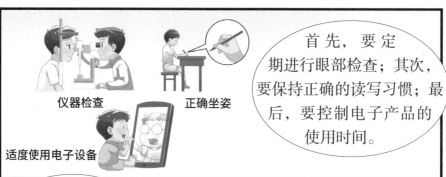

仪器检查　　　　　　　正确坐姿

适度使用电子设备

首先，要定期进行眼部检查；其次，要保持正确的读写习惯；最后，要控制电子产品的使用时间。

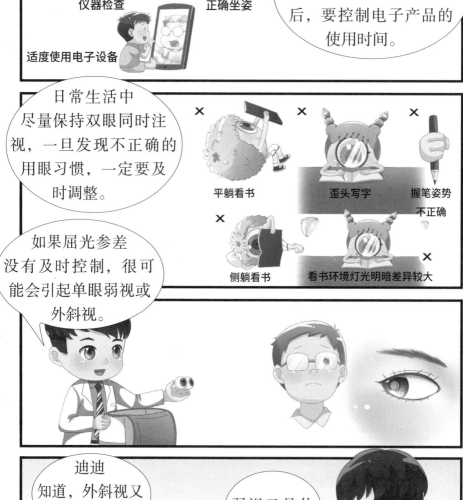

日常生活中尽量保持双眼同时注视，一旦发现不正确的用眼习惯，一定要及时调整。

平躺看书　　　　　　歪头写字　　　握笔姿势不正确

侧躺看书　　　看书环境灯光明暗差异较大

如果屈光参差没有及时控制，很可能会引起单眼弱视或外斜视。

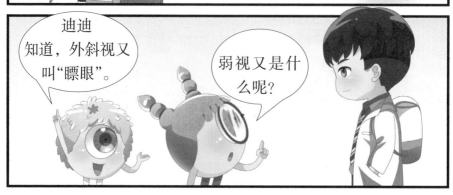

迪迪知道，外斜视又叫"瞟眼"。

弱视又是什么呢？

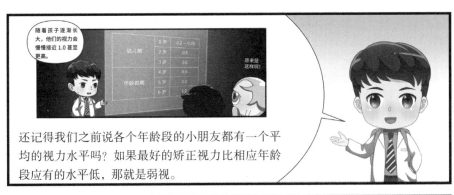

还记得我们之前说各个年龄段的小朋友都有一个平均的视力水平吗？如果最好的矫正视力比相应年龄段应有的水平低，那就是弱视。

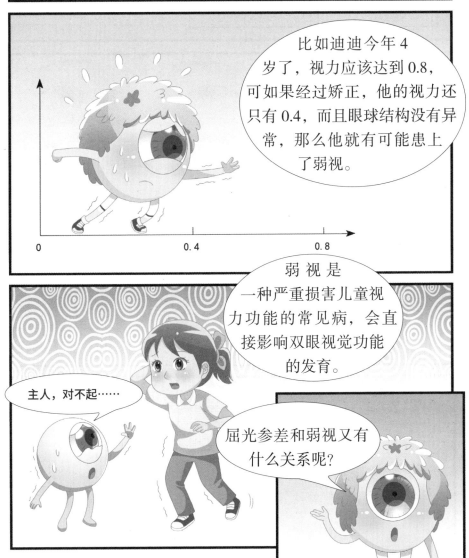

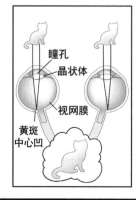

瞳孔

晶状体

视网膜

黄斑
中心凹

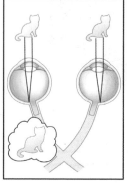

屈光参差是造成弱视的原因之一。屈光参差的小朋友常常因为一只眼睛视力比较好，而忽略了另一只眼睛的视力下降问题。

如果没有及时为视力下降的眼睛佩戴眼镜，这只眼睛一直看不清，最终就会导致弱视。

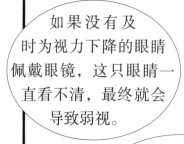

外斜视又叫"瞟眼"，弱视也有一个可爱的名字，叫"懒眼"。

哈哈，这么说得了弱视的是非常懒惰的眼睛。

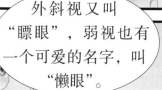

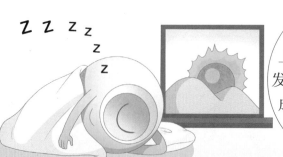

弱视的眼睛虽然没有结构上的病变，但是由于在发育过程中没有乖乖地形成清晰的视觉信息，长此以往就变得十分"懒惰"。

懒惰的结果就是眼睛停止视觉功能上的发育，所以即使戴上眼镜也无法看到清晰的图像。

弱视

戴上眼镜 →

看不清

依然看不清

那懒惰的眼睛还有机会重新变得勤奋吗？

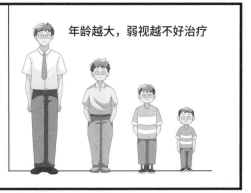

可以对症下药。首先要针对引起弱视的病因进行治疗，之后要进行眼睛训练，让懒惰的小眼球重新学习工作。

不过弱视的治疗效果与年龄关系很大，事实上，在视觉发育的关键阶段及时发现并进行治疗，大部分眼球都能恢复正常。

年龄越大，弱视越不好治疗

如果延误治疗，错过了视觉发育的关键时期，眼球"懒惰"的坏习惯就难以纠正了。

嗯！嗯！

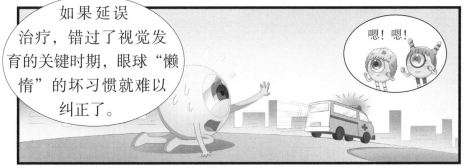

CHAPTER
3
上课啦!
陶小淘爱眼护眼
小课堂

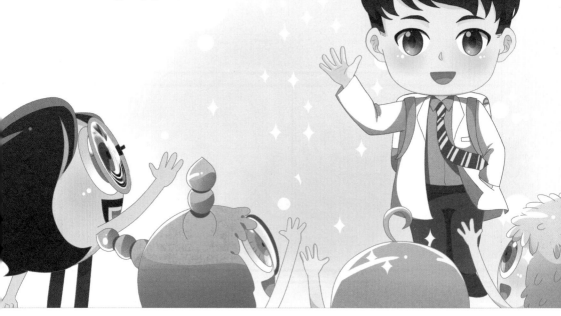

20 奇怪的"猫眼"：儿童白瞳症的原因和鉴别

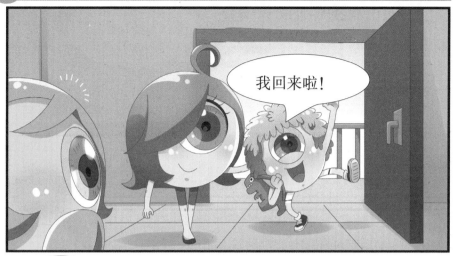

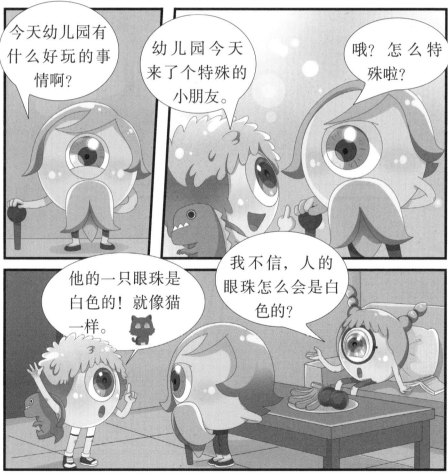

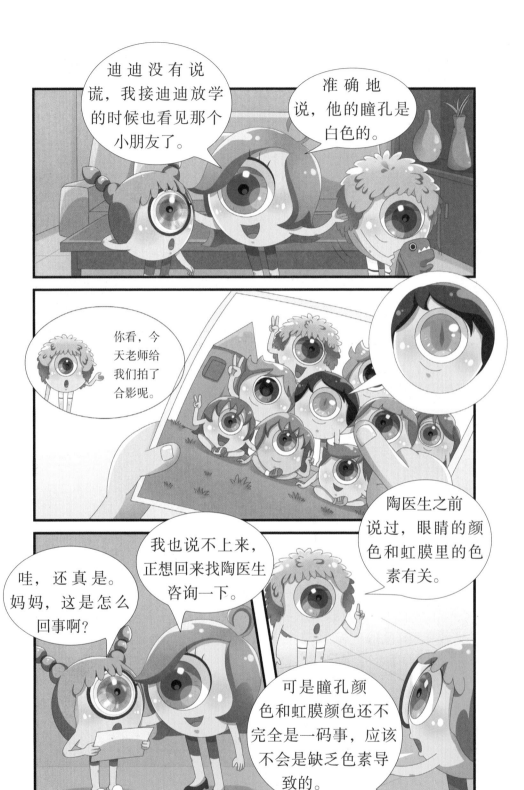

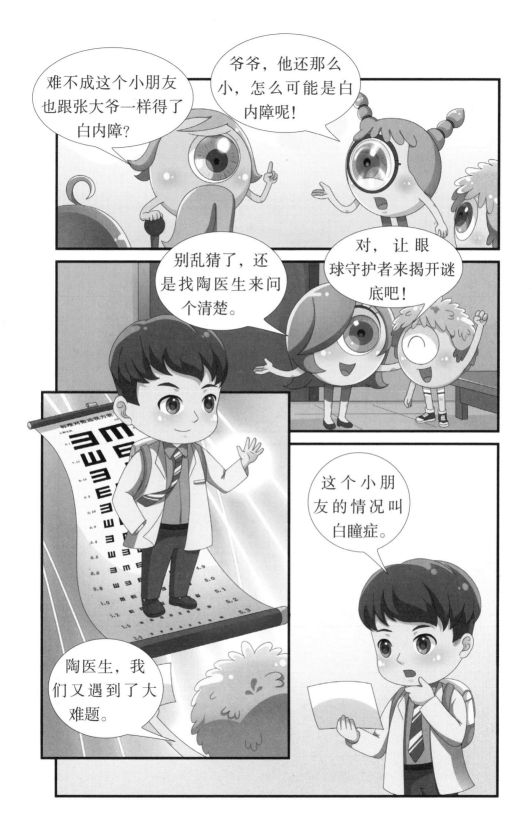

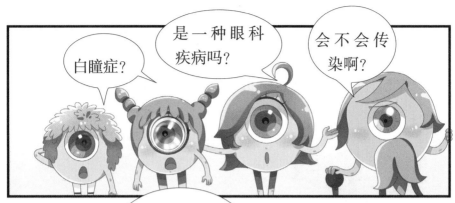

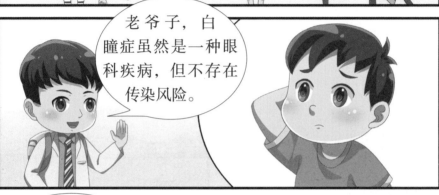

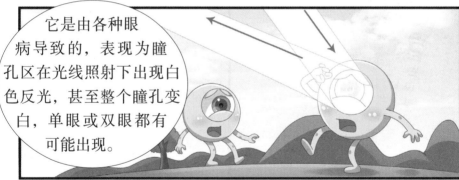

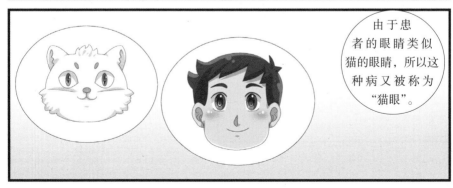

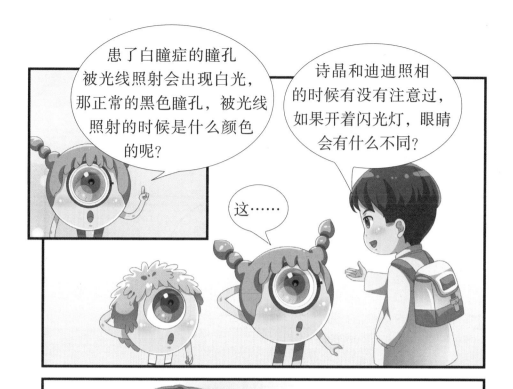

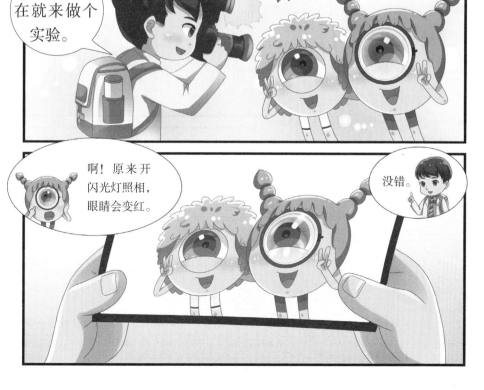

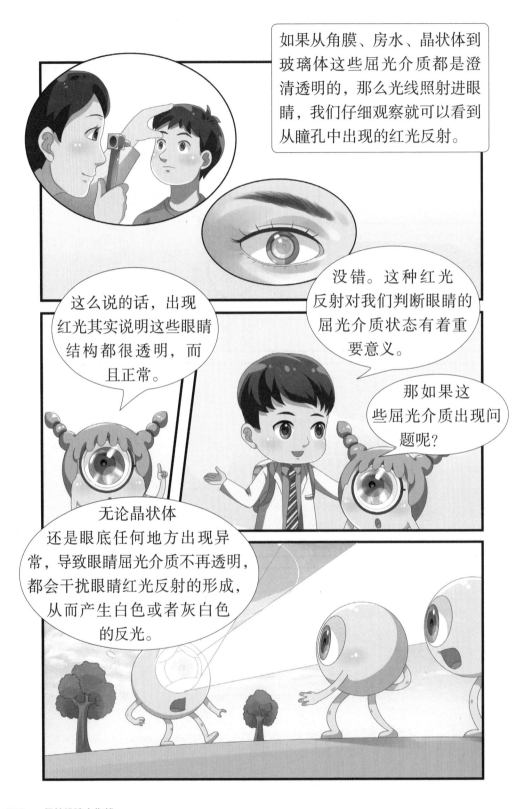

如果从角膜、房水、晶状体到玻璃体这些屈光介质都是澄清透明的，那么光线照射进眼睛，我们仔细观察就可以看到从瞳孔中出现的红光反射。

这么说的话，出现红光其实说明这些眼睛结构都很透明，而且正常。

没错。这种红光反射对我们判断眼睛的屈光介质状态有着重要意义。

那如果这些屈光介质出现问题呢？

无论晶状体还是眼底任何地方出现异常，导致眼睛屈光介质不再透明，都会干扰眼睛红光反射的形成，从而产生白色或者灰白色的反光。

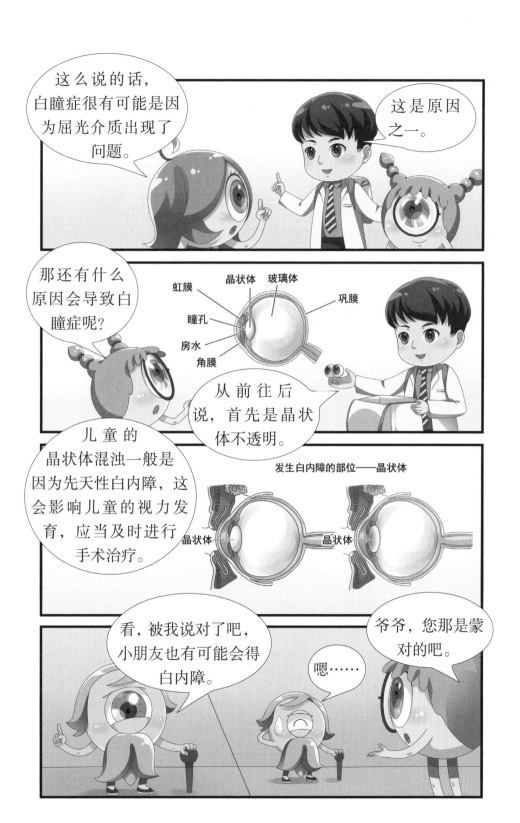

如果先天性白内障没有得到及时治疗，一旦过了视力发育的关键期，就很容易形成弱视，此时即使再摘除白内障，视力提高也比较有限。所以必须早发现，早治疗。

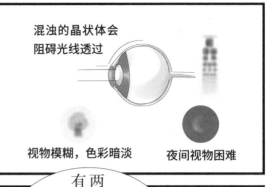

混浊的晶状体会阻碍光线透过

视物模糊，色彩暗淡

夜间视物困难

那玻璃体又会受什么影响呢？

有两种很常见的儿童眼病会影响玻璃体，其中更常见的是视网膜母细胞瘤。

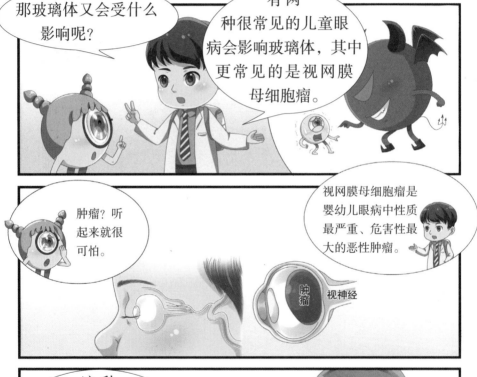

肿瘤？听起来就很可怕。

视网膜母细胞瘤是婴幼儿眼病中性质最严重、危害性最大的恶性肿瘤。

肿瘤

视神经

这种肿瘤一般常见于3岁以下儿童，单眼或双眼发病。其中少数患病儿童家族中，可能有其他家人也得过同样的病。

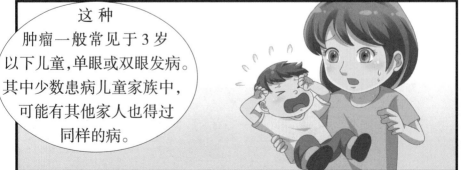

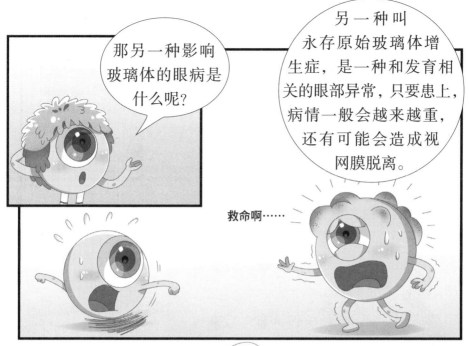

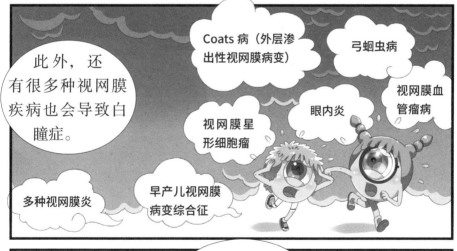

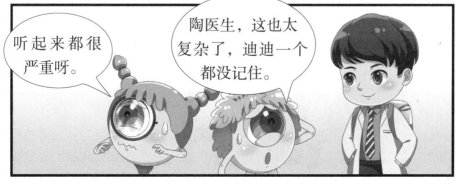

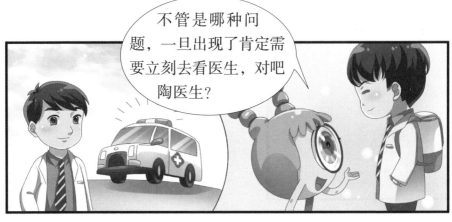

不管是哪种问题，一旦出现了肯定需要立刻去看医生，对吧陶医生？

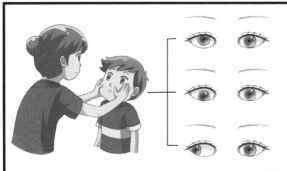

是的，由于很多眼病都表现为白瞳症，所以家长在日常生活中应多观察，看孩子瞳孔、视力是否异常，有无斜视等情况。

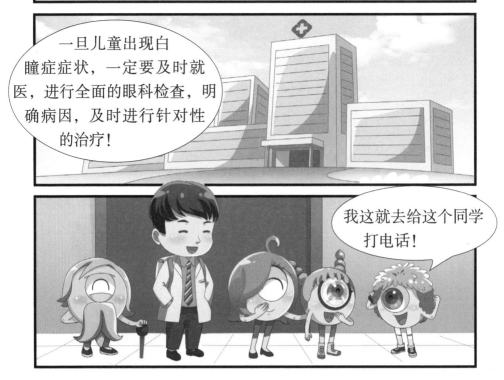

一旦儿童出现白瞳症症状，一定要及时就医，进行全面的眼科检查，明确病因，及时进行针对性的治疗！

我这就去给这个同学打电话！

21 上睑下垂怎么办？倒睫该如何处理？

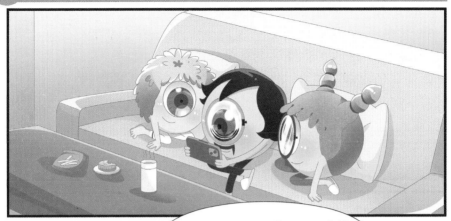

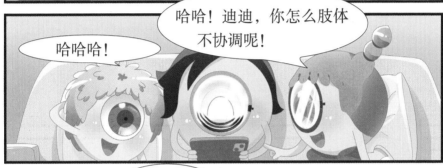

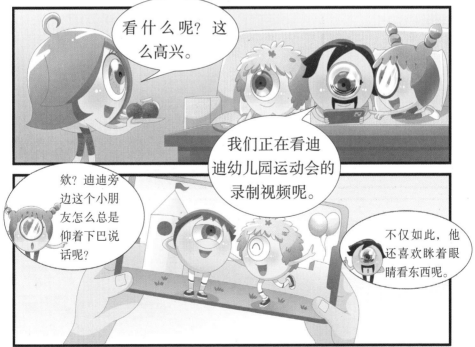

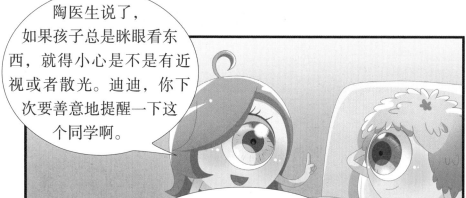

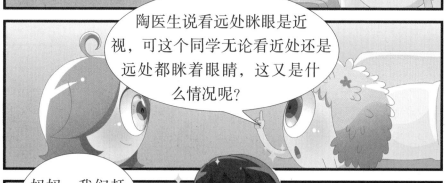

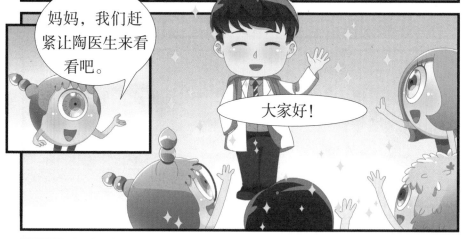

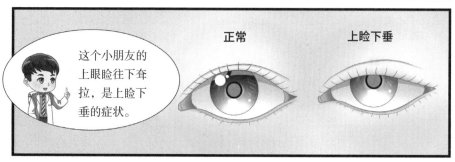

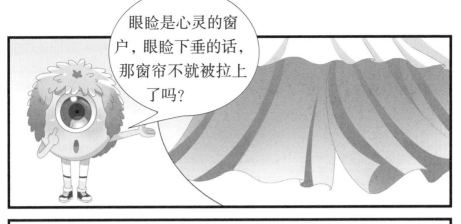

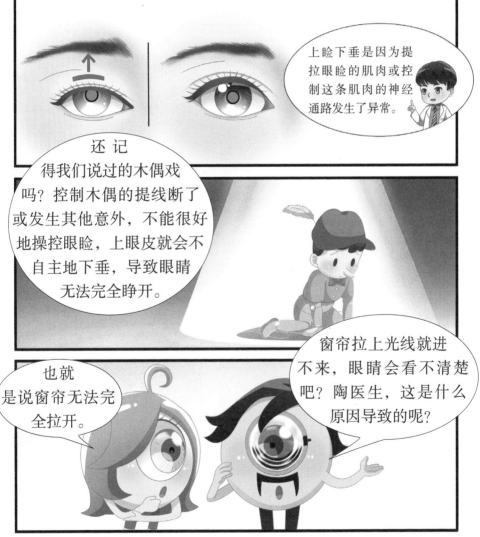

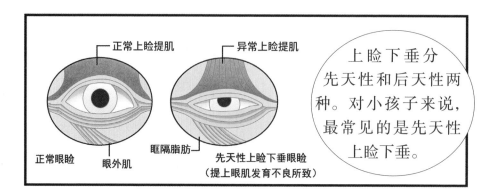

上睑下垂分先天性和后天性两种。对小孩子来说，最常见的是先天性上睑下垂。

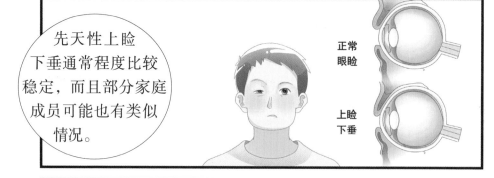

先天性上睑下垂通常程度比较稳定，而且部分家庭成员可能也有类似情况。

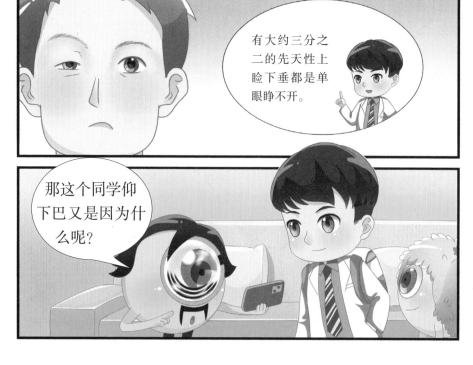

有大约三分之二的先天性上睑下垂都是单眼睁不开。

那这个同学仰下巴又是因为什么呢？

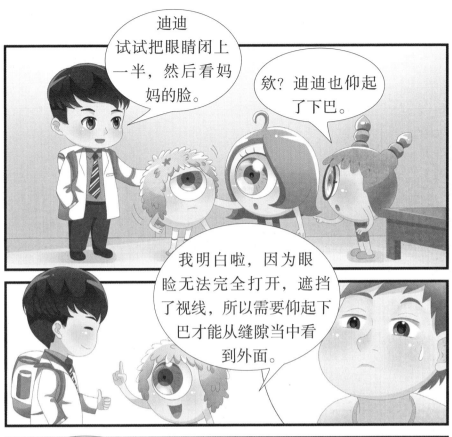

迪迪
试试把眼睛闭上一半，然后看妈妈的脸。

欸？迪迪也仰起了下巴。

我明白啦，因为眼睑无法完全打开，遮挡了视线，所以需要仰起下巴才能从缝隙当中看到外面。

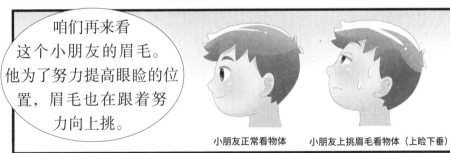

咱们再来看这个小朋友的眉毛。他为了努力提高眼睑的位置，眉毛也在跟着努力向上挑。

小朋友正常看物体　　小朋友上挑眉毛看物体（上睑下垂）

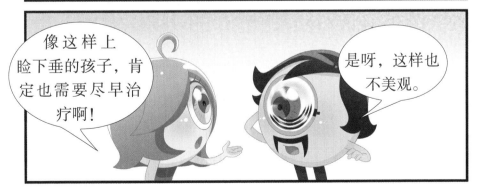

像这样上睑下垂的孩子，肯定也需要尽早治疗啊！

是呀，这样也不美观。

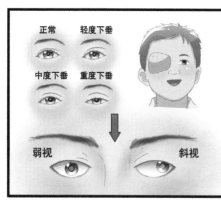

这可不只是美观的问题，如果上睑下垂遮挡了视线，就会严重影响生活，不仅影响孩子的学习和玩耍，还可能导致斜视和弱视。

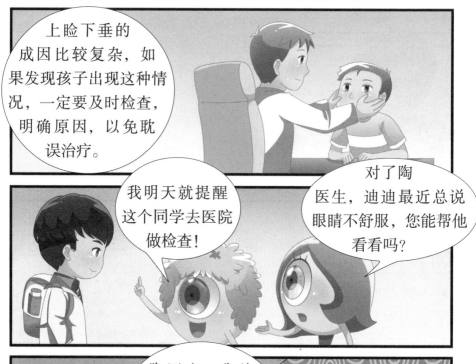

上睑下垂的成因比较复杂，如果发现孩子出现这种情况，一定要及时检查，明确原因，以免耽误治疗。

我明天就提醒这个同学去医院做检查！

对了陶医生，迪迪最近总说眼睛不舒服，您能帮他看看吗？

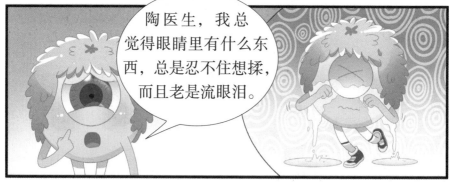

陶医生，我总觉得眼睛里有什么东西，总是忍不住想揉，而且老是流眼泪。

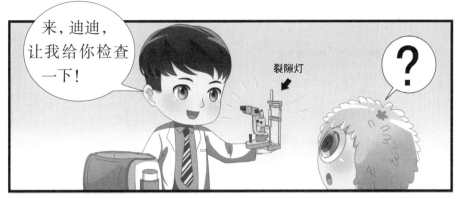

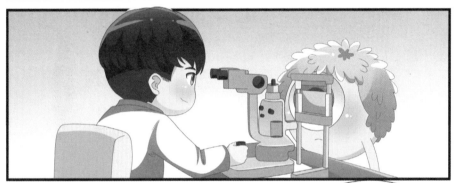

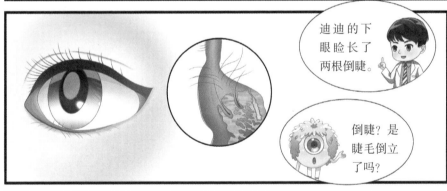

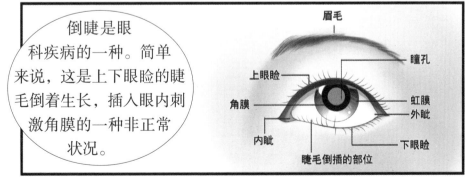

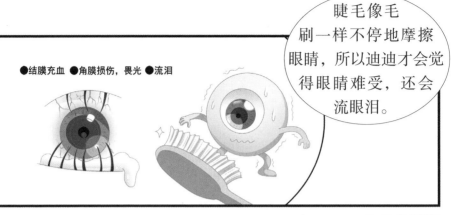

●结膜充血 ●角膜损伤，畏光 ●流泪

睫毛像毛刷一样不停地摩擦眼睛，所以迪迪才会觉得眼睛难受，还会流眼泪。

正常情况下，孩子出生后，鼻梁会比较扁平，下睑的睫毛容易出现往里翻卷的倾向，使得睫毛竖直，甚至向内倒向角膜，从而引起眼部不适。

正常　　倒睫

眼痒
眼红　　　　　　　眼卡
频繁揉眼　　　　　　　眼痛
频繁眨眼　　　　　　视力下降

倒睫➡

可别小瞧这些不听话的睫毛。它会让人眼部不适，用手揉眼又会加重角膜的损伤，还可能进一步引起角膜结膜炎或导致感染，甚至对视力造成严重损伤。

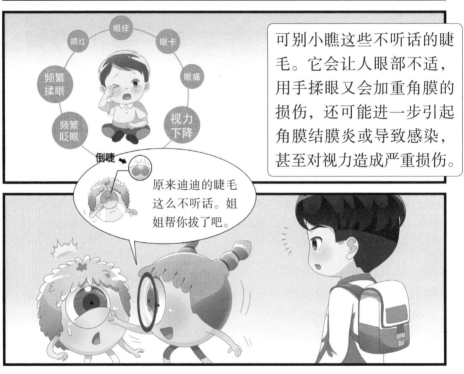

原来迪迪的睫毛这么不听话。姐姐帮你拔了吧。

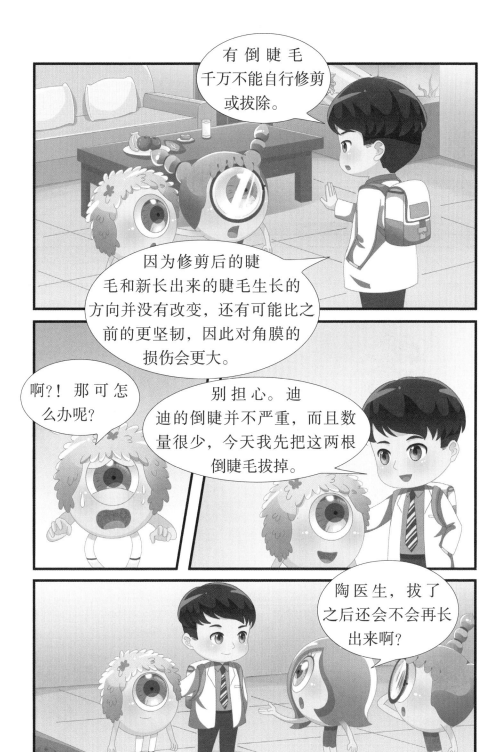

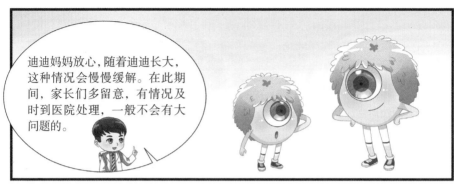

迪迪妈妈放心，随着迪迪长大，这种情况会慢慢缓解。在此期间，家长们多留意，有情况及时到医院处理，一般不会有大问题的。

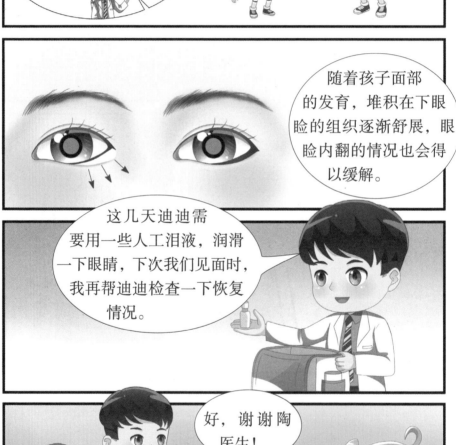

随着孩子面部的发育，堆积在下眼睑的组织逐渐舒展，眼睑内翻的情况也会得以缓解。

这几天迪迪需要用一些人工泪液，润滑一下眼睛，下次我们见面时，我再帮迪迪检查一下恢复情况。

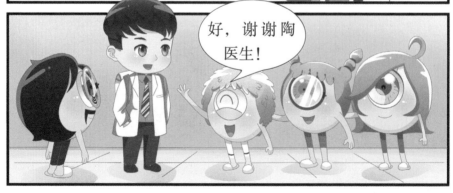

好，谢谢陶医生！

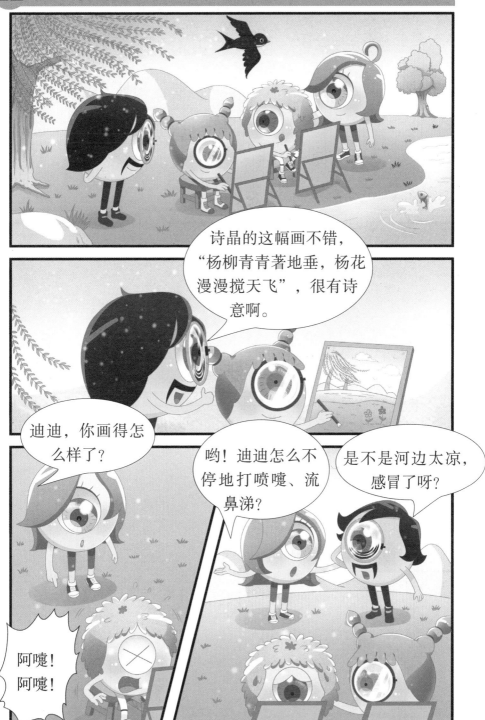

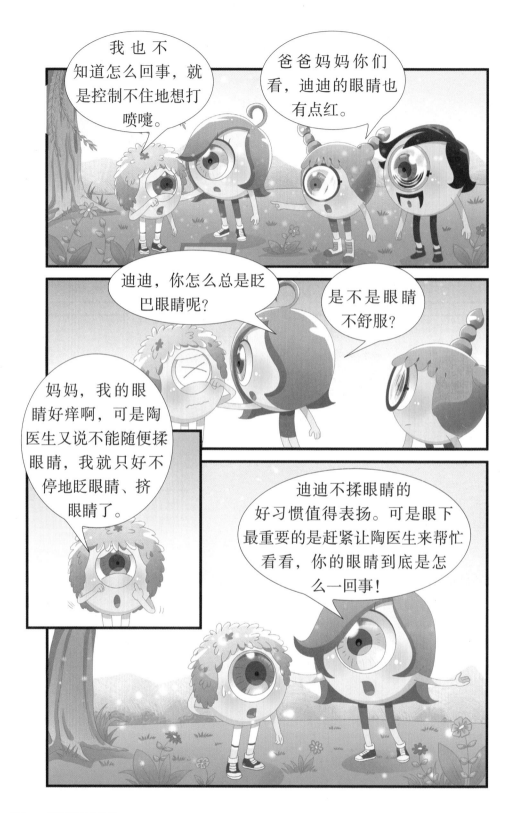

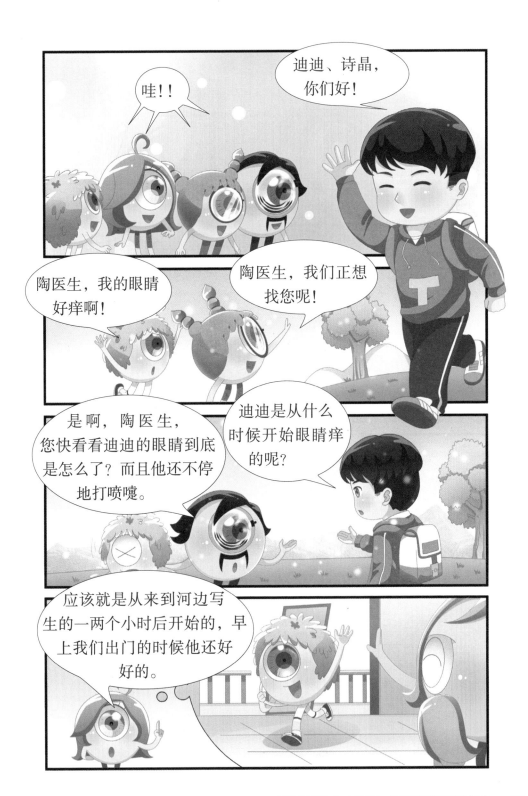

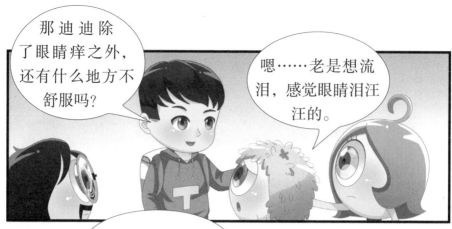

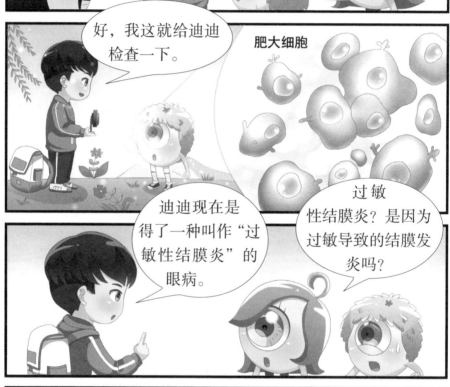

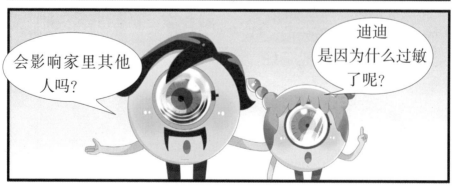

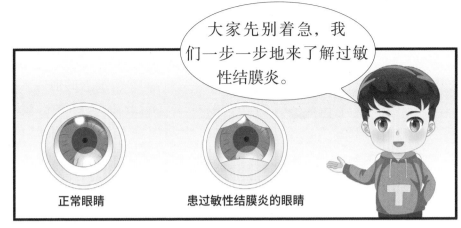

正常眼睛　　患过敏性结膜炎的眼睛

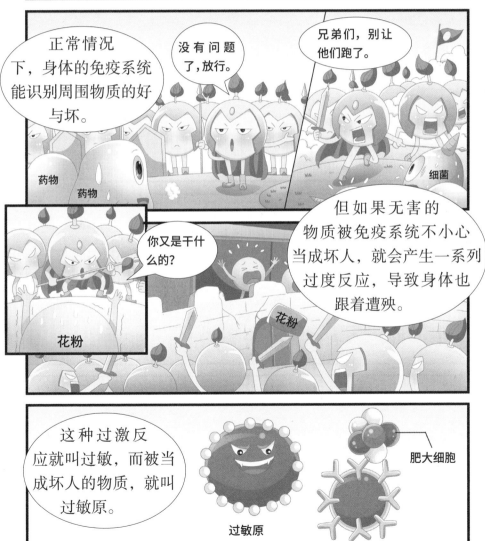

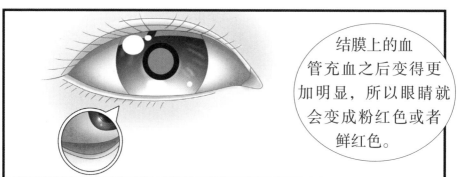

结膜上的血管充血之后变得更加明显，所以眼睛就会变成粉红色或者鲜红色。

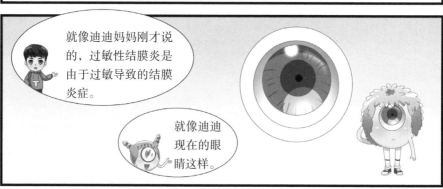

就像迪迪妈妈刚才说的，过敏性结膜炎是由于过敏导致的结膜炎症。

就像迪迪现在的眼睛这样。

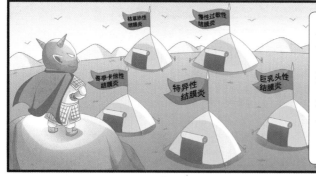

虽然过敏性结膜炎可以细分为很多种类，不同种类各有差异，但总的来说它们的症状有很大的相似性。

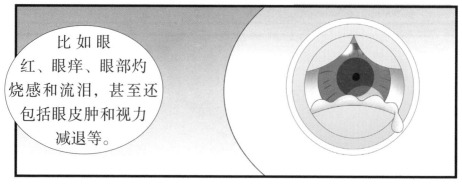

比如眼红、眼痒、眼部灼烧感和流泪，甚至还包括眼皮肿和视力减退等。

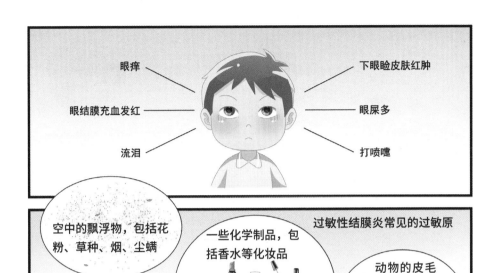

眼痒
眼结膜充血发红
流泪

下眼睑皮肤红肿
眼屎多
打喷嚏

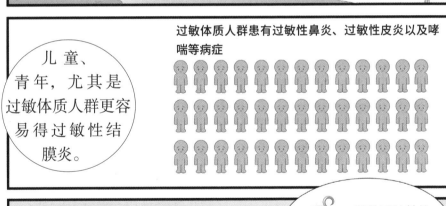

过敏性结膜炎常见的过敏原

空中的飘浮物，包括花粉、草种、烟、尘螨

一些化学制品，包括香水等化妆品

动物的皮毛和唾液

儿童、青年，尤其是过敏体质人群更容易得过敏性结膜炎。

过敏体质人群患有过敏性鼻炎、过敏性皮炎以及哮喘等病症

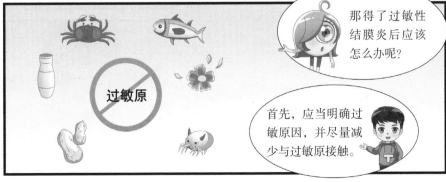

过敏原

那得了过敏性结膜炎后应该怎么办呢？

首先，应当明确过敏原因，并尽量减少与过敏原接触。

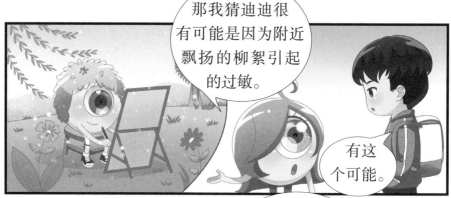

那我猜迪迪很有可能是因为附近飘扬的柳絮引起的过敏。

有这个可能。

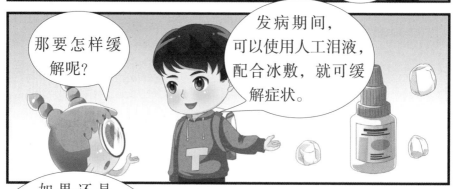

那要怎样缓解呢？

发病期间，可以使用人工泪液，配合冰敷，就可缓解症状。

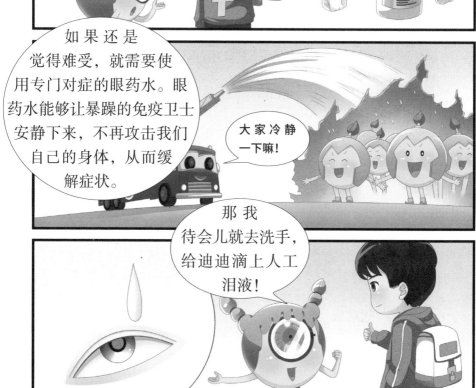

如果还是觉得难受，就需要使用专门对症的眼药水。眼药水能够让暴躁的免疫卫士安静下来，不再攻击我们自己的身体，从而缓解症状。

大家冷静一下嘛！

那我待会儿就去洗手，给迪迪滴上人工泪液！

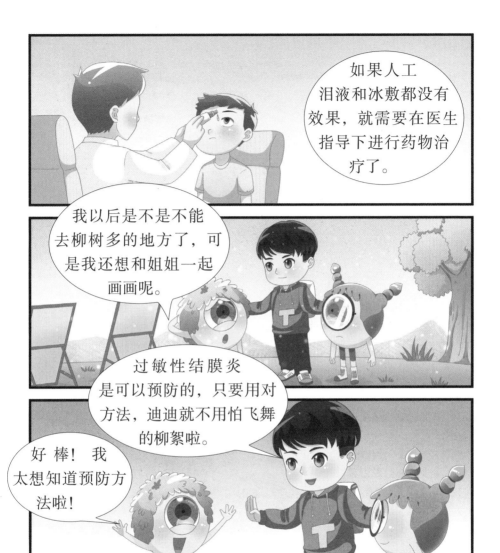

如果人工泪液和冰敷都没有效果，就需要在医生指导下进行药物治疗了。

我以后是不是不能去柳树多的地方了，可是我还想和姐姐一起画画呢。

过敏性结膜炎是可以预防的，只要用对方法，迪迪就不用怕飞舞的柳絮啦。

好棒！我太想知道预防方法啦！

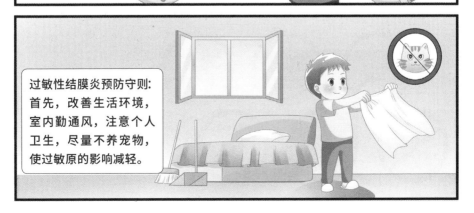

过敏性结膜炎预防守则：首先，改善生活环境，室内勤通风，注意个人卫生，尽量不养宠物，使过敏原的影响减轻。

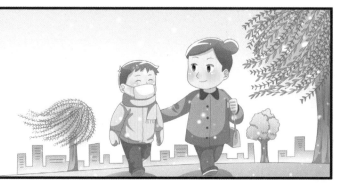

其次，如对花粉、柳絮过敏，在花粉多的季节应尽量减少户外活动或外出时做好防护，减少过敏原与皮肤的接触。

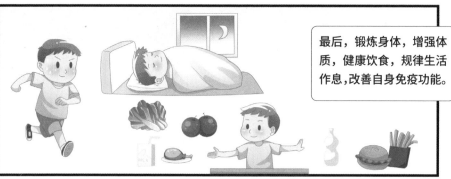

最后，锻炼身体，增强体质，健康饮食，规律生活作息，改善自身免疫功能。

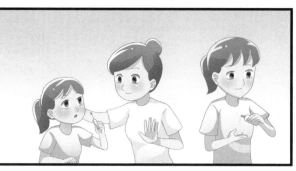

如果已经患上过敏性结膜炎，需要注意：

1. 在结膜炎发作期不要化眼妆。

2. 日常尽量少佩戴隐形眼镜，佩戴时应经常更换护理液。

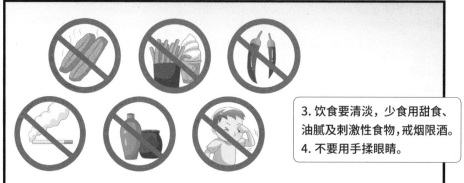

3. 饮食要清淡，少食用甜食、油腻及刺激性食物，戒烟限酒。

4. 不要用手揉眼睛。

23 近视的人不会得老花眼？以形补形靠谱吗？

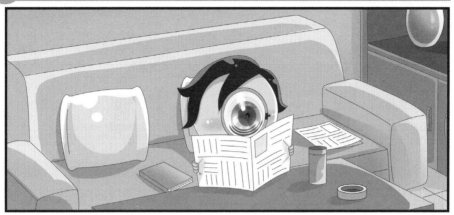

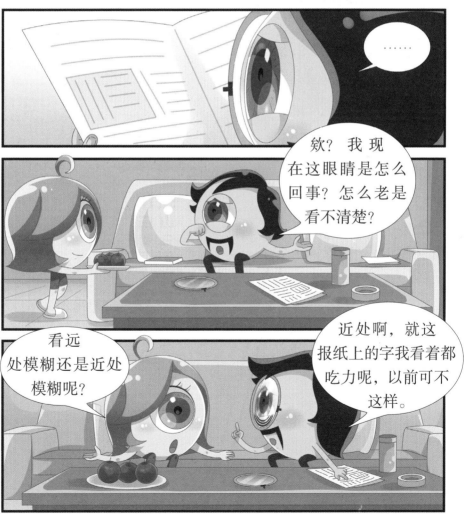

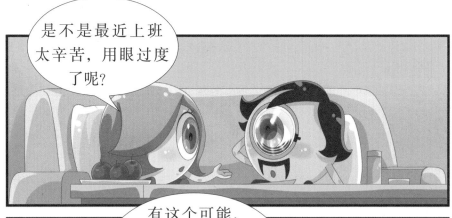

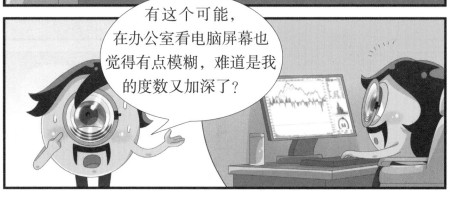

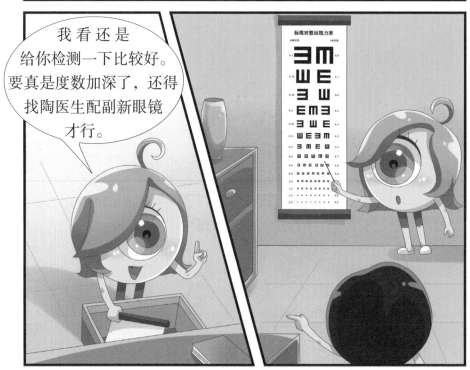

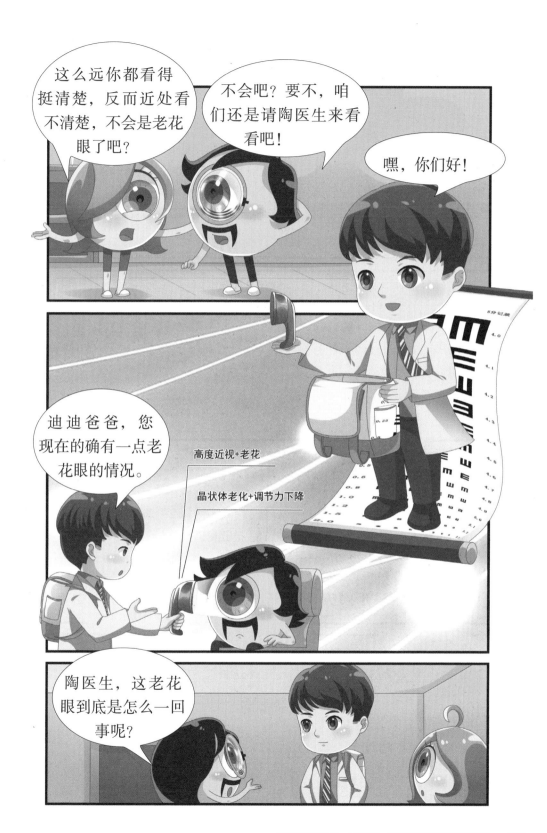

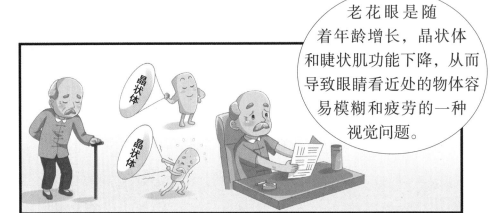

老花眼是随着年龄增长，晶状体和睫状肌功能下降，从而导致眼睛看近处的物体容易模糊和疲劳的一种视觉问题。

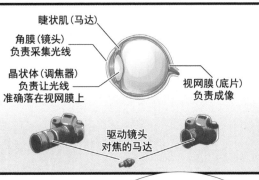

晶状体就像照相机中能够变焦的镜头，帮助我们既能看清近处，又可以看清远处，而睫状肌就像驱动镜头对焦的"马达"。

睫状肌（马达）
角膜（镜头）负责采集光线
晶状体（调焦器）负责让光线准确落在视网膜上
视网膜（底片）负责成像
驱动镜头对焦的马达

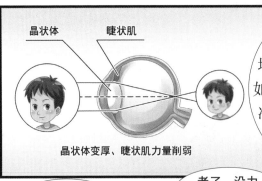

随着年纪越来越大，晶状体逐渐变硬、增厚，睫状肌的力量也大不如前，这就导致眼睛无法快速、准确地对焦。这种自然而然变化的结果就是患上老花眼。

晶状体　睫状肌
晶状体变厚、睫状肌力量削弱

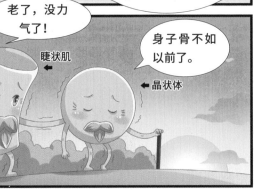

就像皮肤会慢慢松弛、头发会渐渐变白一样，人眼内的调节能力也会"生锈"，失去弹性。老花眼是一种不可逆的生理规律。

老了，没力气了！
身子骨不如以前了。
睫状肌
晶状体

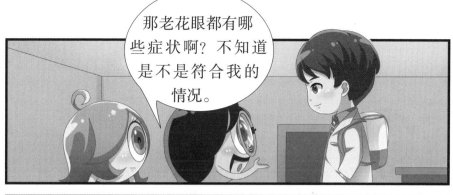

那老花眼都有哪些症状啊？不知道是不是符合我的情况。

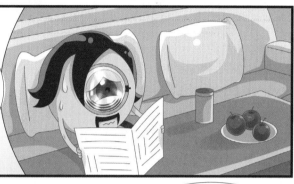

老花眼最常见的症状就像您这样，看远处并不受影响，但看近处逐渐变得困难。

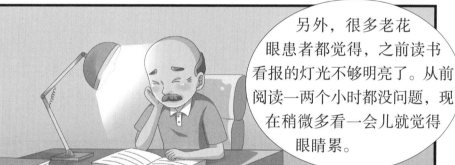

另外，很多老花眼患者都觉得，之前读书看报的灯光不够明亮了。从前阅读一两个小时都没问题，现在稍微多看一会儿就觉得眼睛累。

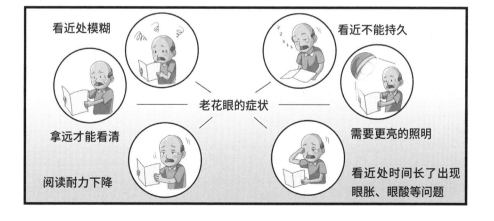

看近处模糊

看近不能持久

老花眼的症状

拿远才能看清

需要更亮的照明

阅读耐力下降

看近处时间长了出现眼胀、眼酸等问题

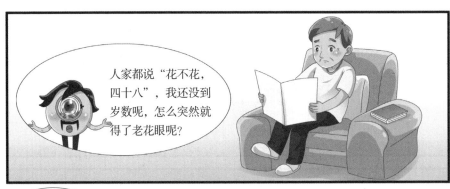

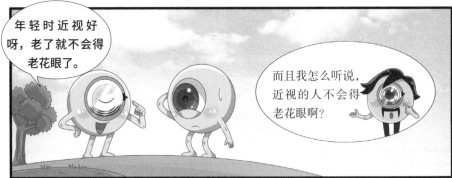

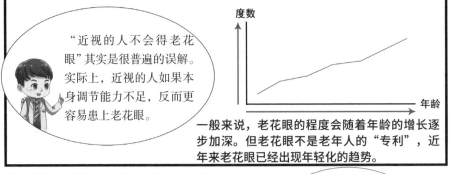

一般来说，老花眼的程度会随着年龄的增长逐步加深。但老花眼不是老年人的"专利"，近年来老花眼已经出现年轻化的趋势。

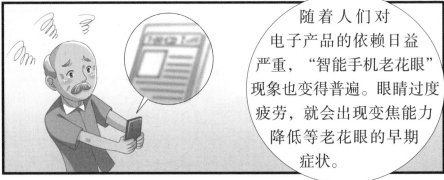

随着人们对电子产品的依赖日益严重，"智能手机老花眼"现象也变得普遍。眼睛过度疲劳，就会出现变焦能力降低等老花眼的早期症状。

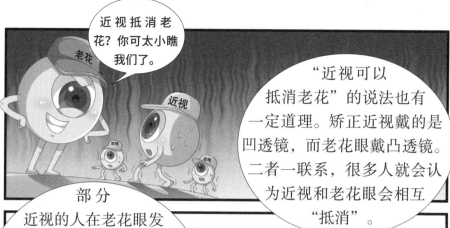

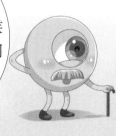

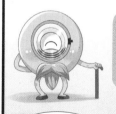

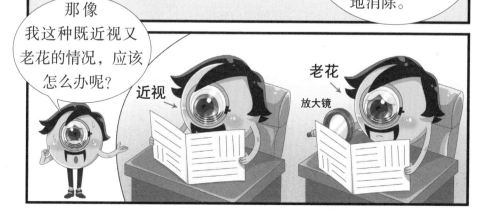

双光镜　　　渐进多焦点眼镜

可以佩戴对近视和老花同时进行矫正的眼镜，不过配镜之前要准确验光！

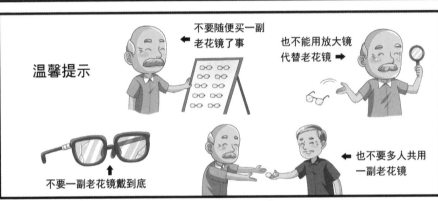

温馨提示

不要随便买一副老花镜了事 ←

→ 也不能用放大镜代替老花镜

不要一副老花镜戴到底

← 也不要多人共用一副老花镜

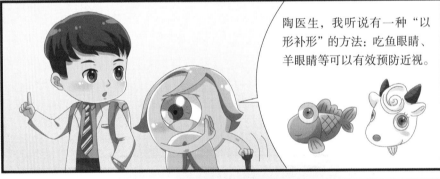

陶医生，我听说有一种"以形补形"的方法：吃鱼眼睛、羊眼睛等可以有效预防近视。

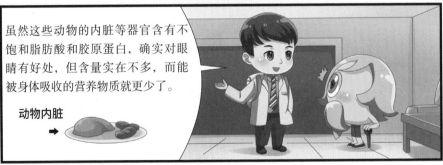

虽然这些动物的内脏等器官含有不饱和脂肪酸和胶原蛋白，确实对眼睛有好处，但含量实在不多，而能被身体吸收的营养物质就更少了。

动物内脏 →

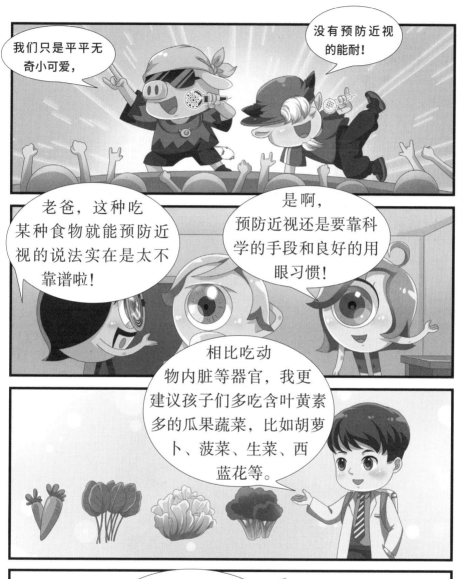

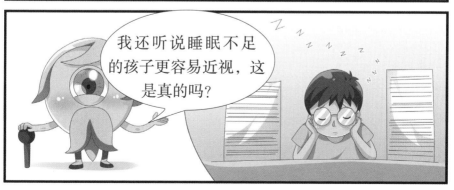

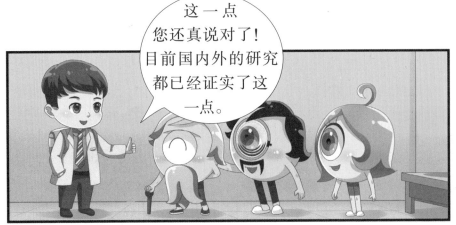

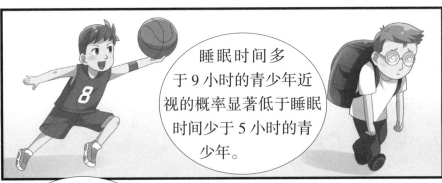

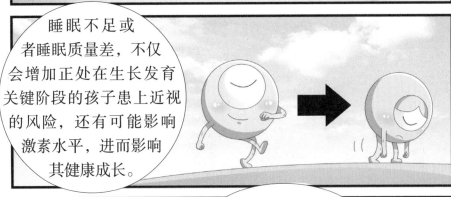

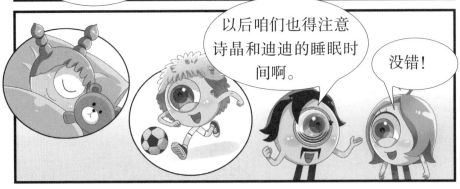

24 20-20-20 法则要牢记，缓解视疲劳讲方法

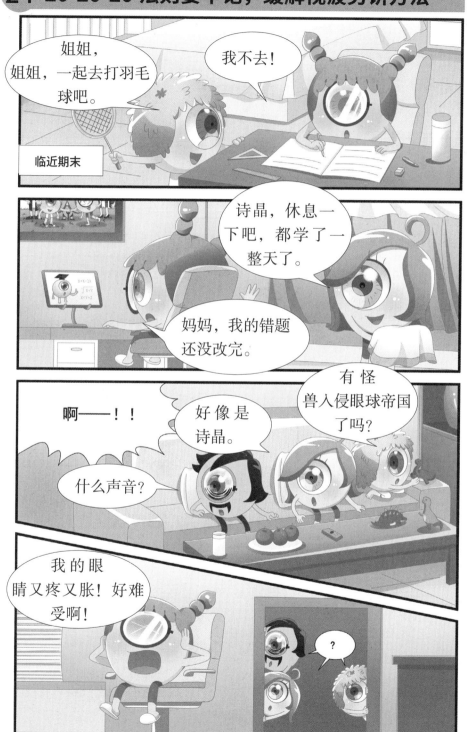

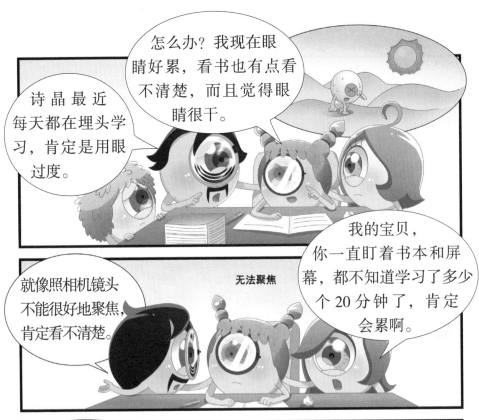

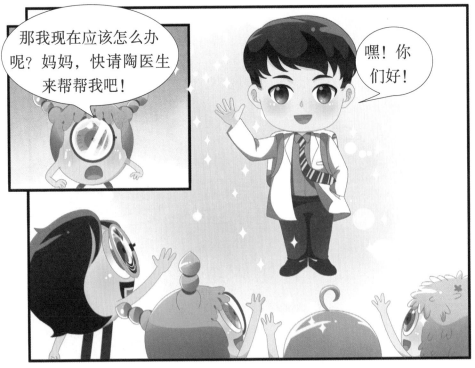

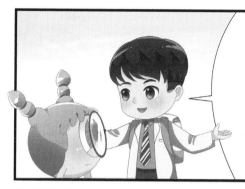

一定要注意劳逸结合哟！学习的时候不要过度用眼，等到眼睛太累了再补救可就晚啦。

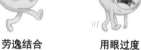

劳逸结合　　　　**用眼过度**

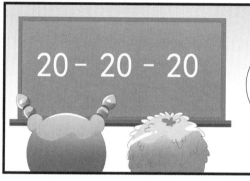

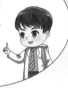我们讲解近视防控时说过，一定要注意 20-20-20 法则，诗晶还记得吗？

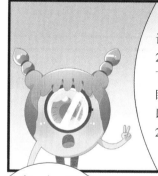

记得，每看近处 20 分钟，都要停下来休息一下，远眺 20 英尺（6 米）以外的地方至少 20 秒。

完全正确，可是诗晶好像没有好好保持哟。

马上就要考试了，为了拿个好成绩我才多看书的，不然肯定会考不好的。

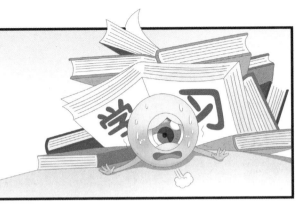

爱学习没错，但也要像爱学习一样爱护眼睛！如果长时间看书、写作业，不让眼睛休息的话，眼睛很容易疲劳，另外，如果疲劳长时间得不到缓解，近视也很容易加重。

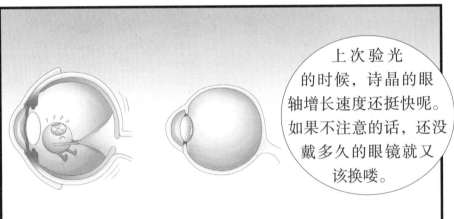

上次验光的时候，诗晶的眼轴增长速度还挺快呢。如果不注意的话，还没戴多久的眼镜就又该换喽。

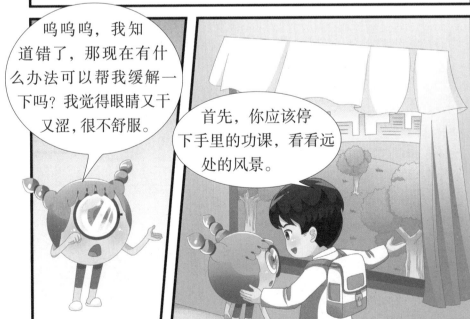

呜呜呜，我知道错了，那现在有什么办法可以帮我缓解一下吗？我觉得眼睛又干又涩，很不舒服。

首先，你应该停下手里的功课，看看远处的风景。

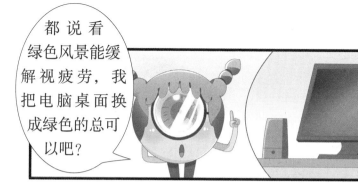

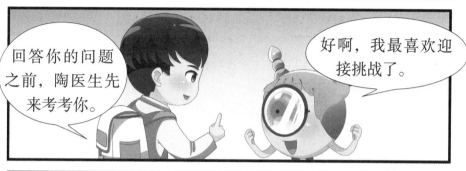

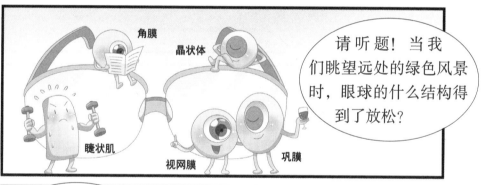

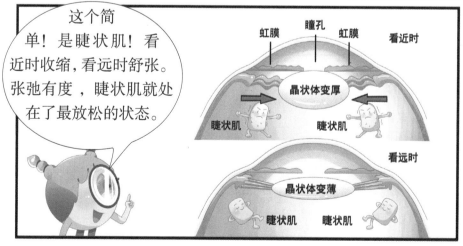

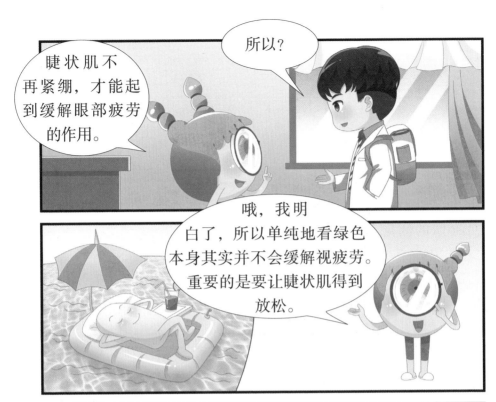

所以?

睫状肌不再紧绷，才能起到缓解眼部疲劳的作用。

哦，我明白了，所以单纯地看绿色本身其实并不会缓解视疲劳。重要的是要让睫状肌得到放松。

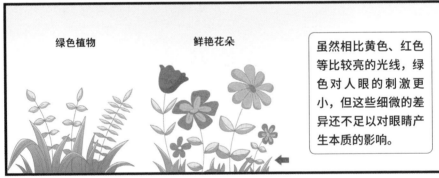

绿色植物

鲜艳花朵

虽然相比黄色、红色等比较亮的光线，绿色对人眼的刺激更小，但这些细微的差异还不足以对眼睛产生本质的影响。

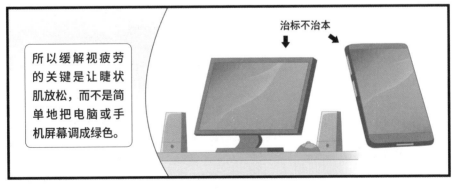

治标不治本

所以缓解视疲劳的关键是让睫状肌放松，而不是简单地把电脑或手机屏幕调成绿色。

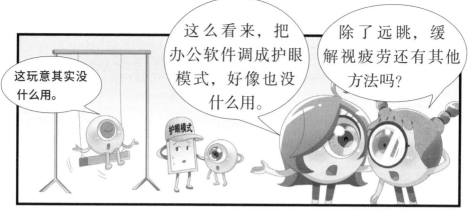

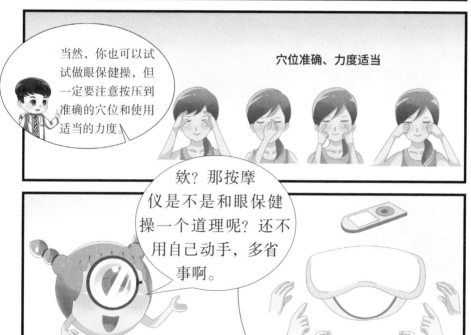

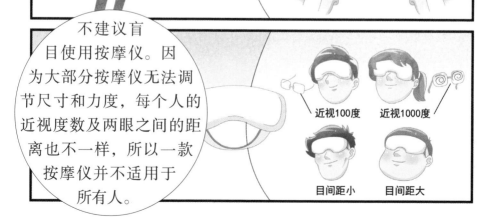

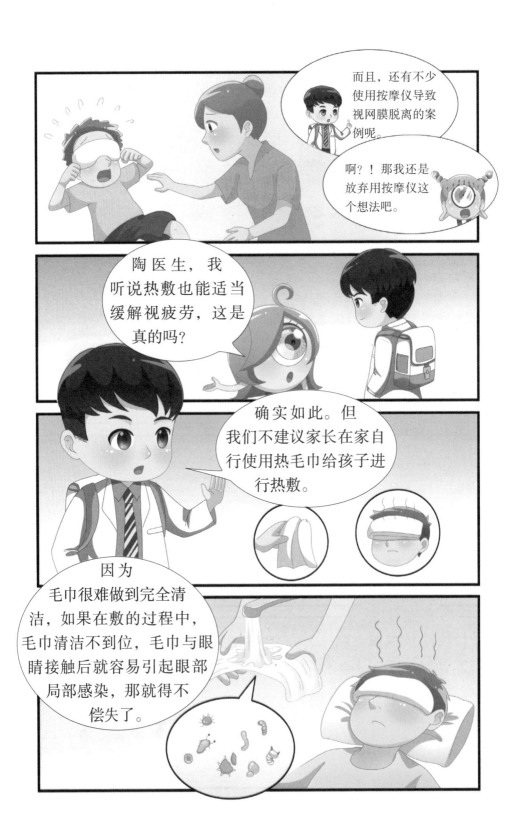

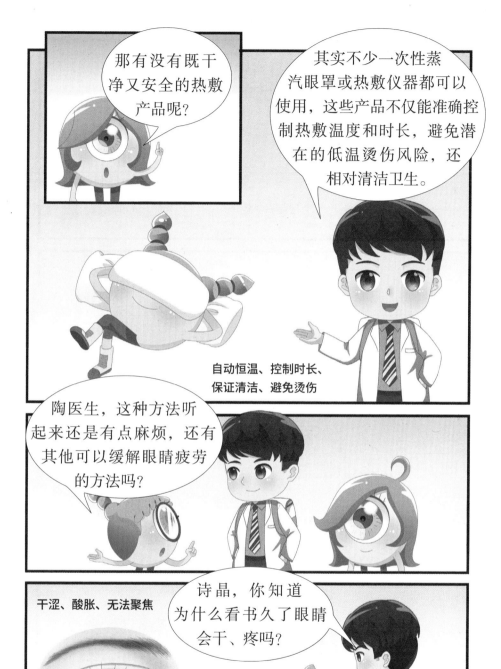

那有没有既干净又安全的热敷产品呢?

其实不少一次性蒸汽眼罩或热敷仪器都可以使用,这些产品不仅能准确控制热敷温度和时长,避免潜在的低温烫伤风险,还相对清洁卫生。

自动恒温、控制时长、保证清洁、避免烫伤

陶医生,这种方法听起来还是有点麻烦,还有其他可以缓解眼睛疲劳的方法吗?

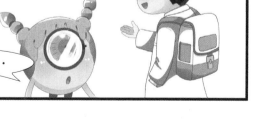

干涩、酸胀、无法聚焦

诗晶,你知道为什么看书久了眼睛会干、疼吗?

这个……

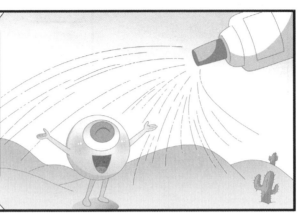

学习时我们可能会因为太专注而忘记眨眼睛。眨眼次数减少，可能导致眼睛干涩。这时可以使用人工泪液滋润眼睛。

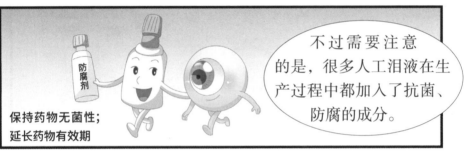

防腐剂

保持药物无菌性；
延长药物有效期

不过需要注意的是，很多人工泪液在生产过程中都加入了抗菌、防腐的成分。

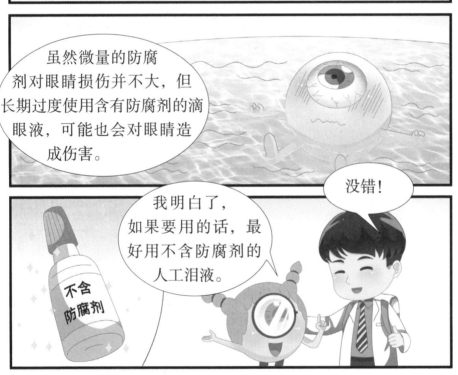

虽然微量的防腐剂对眼睛损伤并不大，但长期过度使用含有防腐剂的滴眼液，可能也会对眼睛造成伤害。

没错！

我明白了，如果要用的话，最好用不含防腐剂的人工泪液。

不含防腐剂

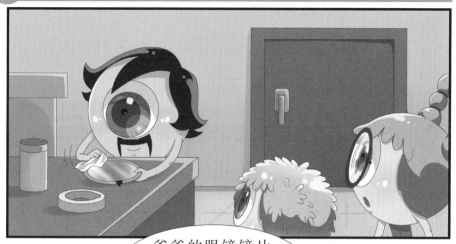

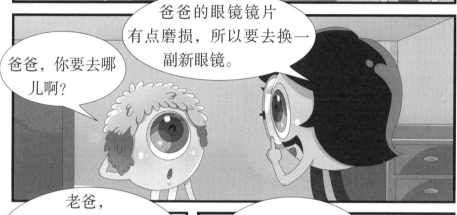

爸爸，你要去哪儿啊？

爸爸的眼镜镜片有点磨损，所以要去换一副新眼镜。

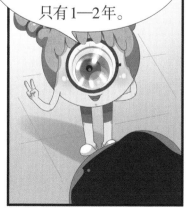

老爸，你早就该去了，上次我的眼镜坏了的时候陶医生就说，成年人的眼镜寿命只有1—2年。

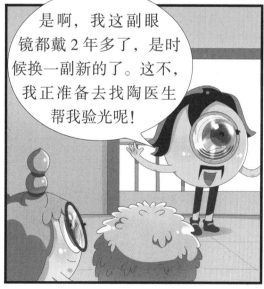

是啊，我这副眼镜都戴2年多了，是时候换一副新的了。这不，我正准备去找陶医生帮我验光呢！

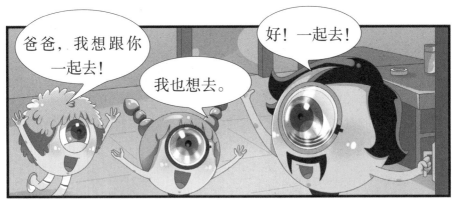

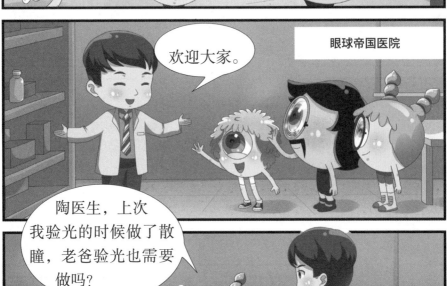

眼球帝国医院

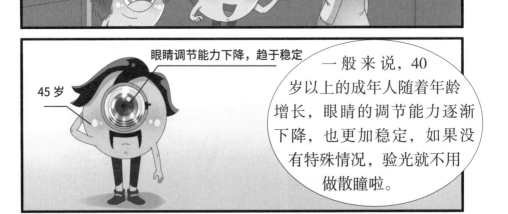

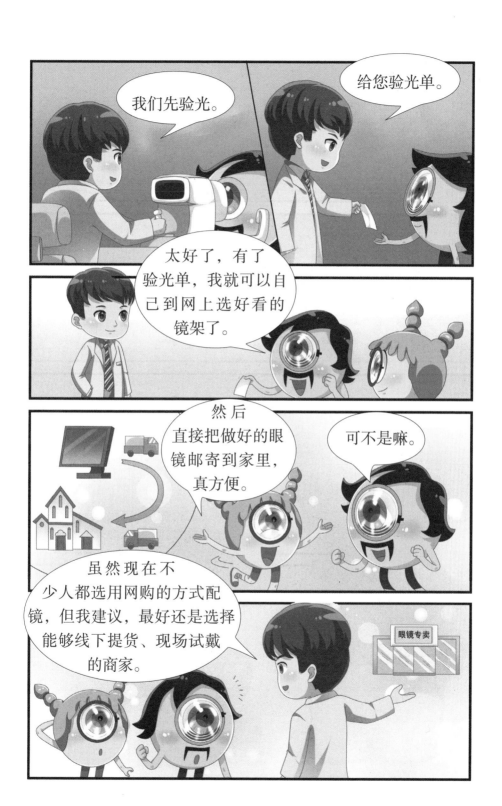

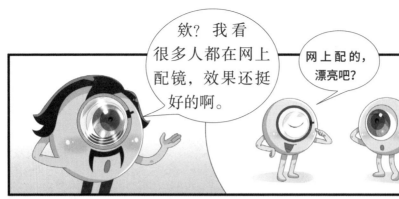

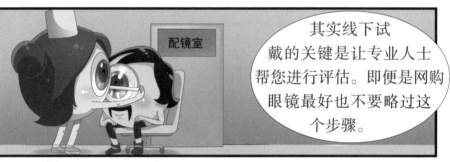

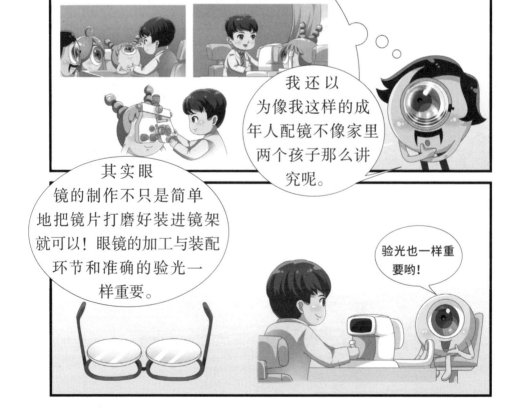

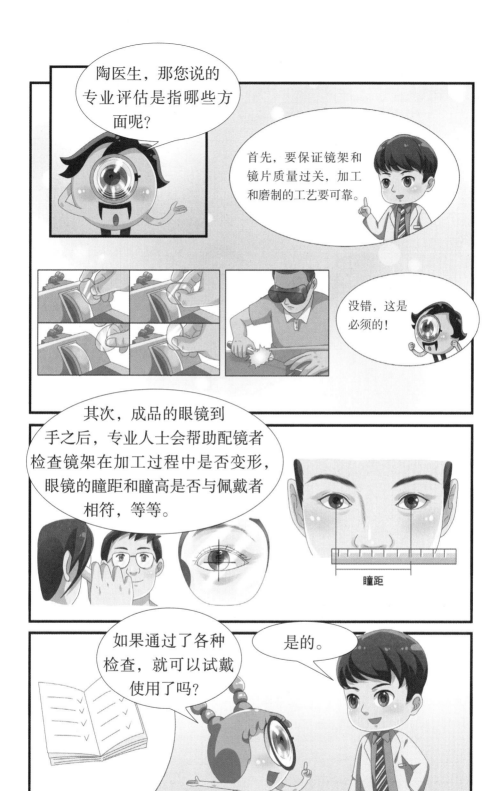

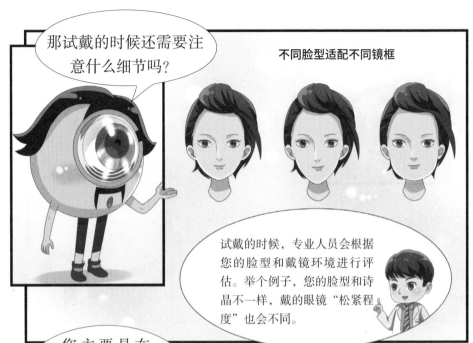

那试戴的时候还需要注意什么细节吗？

不同脸型适配不同镜框

试戴的时候，专业人员会根据您的脸型和戴镜环境进行评估。举个例子，您的脸型和诗晶不一样，戴的眼镜"松紧程度"也会不同。

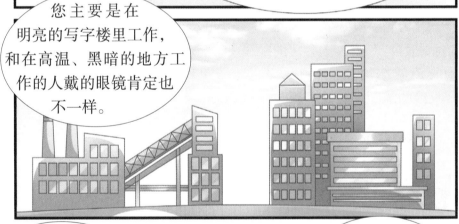

您主要是在明亮的写字楼里工作，和在高温、黑暗的地方工作的人戴的眼镜肯定也不一样。

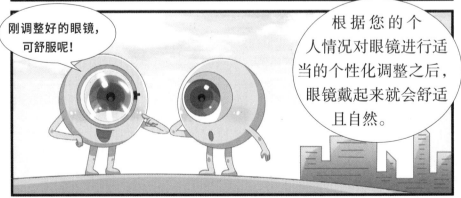

刚调整好的眼镜，可舒服呢！

根据您的个人情况对眼镜进行适当的个性化调整之后，眼镜戴起来就会舒适且自然。

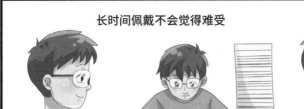

长时间佩戴不会觉得难受

耳朵和头的侧面不
应感受到很大压力

鼻托和鼻子充分、均匀接触

眼镜在佩戴
时相对稳定

佩戴一定时间
后，眼镜不会
错位

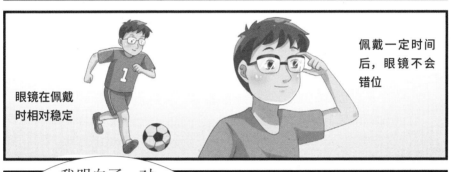

我明白了。对了，最近我和几个同事都迷上了钓鱼，在户外觉得还是戴墨镜舒服一些，可是墨镜没有度数很不方便，所以我想同时配一副隐形眼镜，您有什么建议吗？

如果您真的想佩戴隐形眼镜的话，那么您首先要克服的是佩戴隐形眼镜带来的不适感。

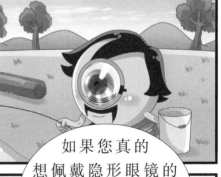

哦？我看很多人都戴隐形眼镜，没听说有什么不适啊？

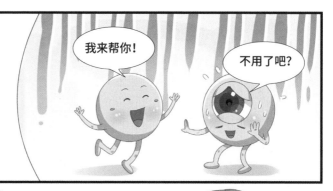

一般来说，40岁以上的人，眼睛对缺氧的耐受能力会下降，泪液分泌可能也会相对减少，因此不少这个年龄段的朋友佩戴隐形眼镜都会觉得有些不舒服。

我来帮你！

不用了吧?

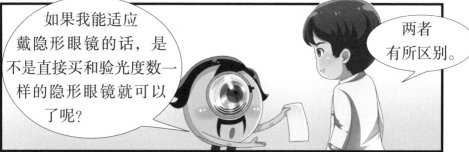

如果我能适应戴隐形眼镜的话，是不是直接买和验光度数一样的隐形眼镜就可以了呢?

两者有所区别。

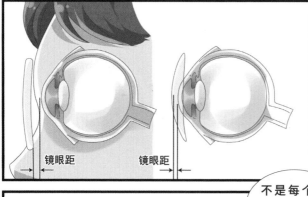

镜眼距

镜眼距

框架眼镜是戴在鼻梁上的，和眼睛之间存在一定的距离。而隐形眼镜是贴在角膜上的，所以度数会和框架眼镜不同。具体度数还需要结合框架眼镜的验光结果以及镜眼距进行换算。

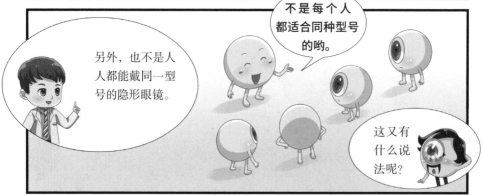

不是每个人都适合同种型号的哟。

另外，也不是人人都能戴同一型号的隐形眼镜。

这又有什么说法呢?

我们之前说过，角膜是有弧度的。不同的人角膜弧度大小往往也不一样。隐形眼镜的弧度最好和角膜的弧度相匹配，不然的话佩戴时也会觉得不舒服。

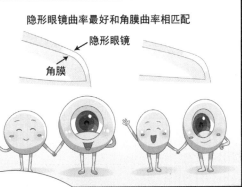

隐形眼镜曲率最好和角膜曲率相匹配

隐形眼镜
角膜

透氧度和含水量

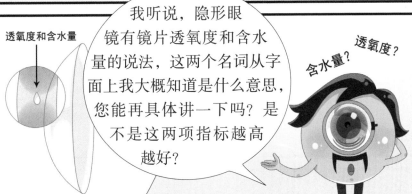

我听说，隐形眼镜有镜片透氧度和含水量的说法，这两个名词从字面上我大概知道是什么意思，您能再具体讲一下吗？是不是这两项指标越高越好？

含水量？ 透氧度？ 透氧度？

不一定，透氧度好的镜片，能够让角膜接触到更多氧气，更从容地"呼吸"。所以，镜片的透氧度越高越好！而且一般来说，镜片越薄透氧度越高，而含水量越高的镜片携氧量也越高。

我比它薄，所以我透氧度高，我们更合适！

那我就买镜片薄的、含水量高的隐形眼镜！

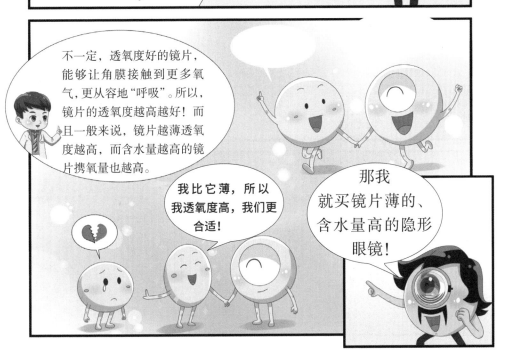

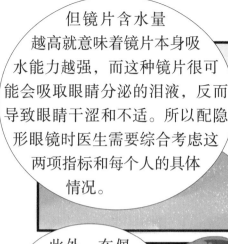

但镜片含水量越高就意味着镜片本身吸水能力越强，而这种镜片很可能会吸取眼睛分泌的泪液，反而导致眼睛干涩和不适。所以配隐形眼镜时医生需要综合考虑这两项指标和每个人的具体情况。

镜片含水量太高，受不了啊……

嘿嘿！

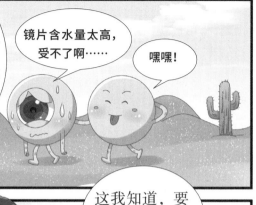

此外，在佩戴隐形眼镜时还需要注意手部清洁和卫生。

这我知道，要定期更换镜片和镜盒。

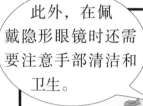

没错，在洗澡、游泳、睡觉的时候千万要摘下隐形眼镜；另外，每次佩戴时长尽量不要超过8小时。

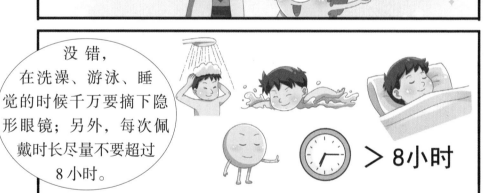

> 8小时

非常正确！

好嘞！一定谨记！

还要定期来医院检查眼部健康状况哦！

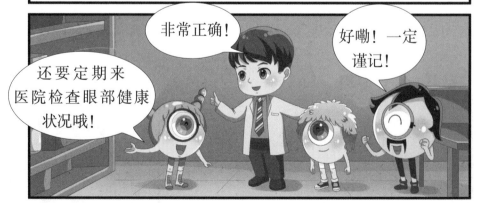

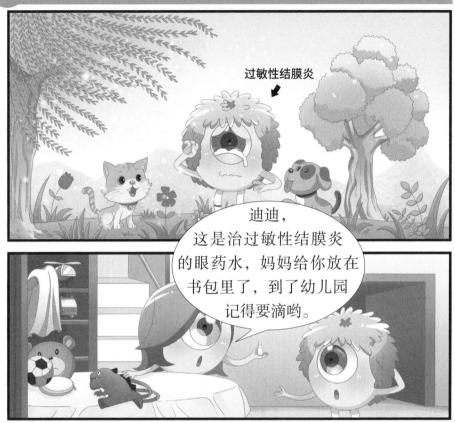

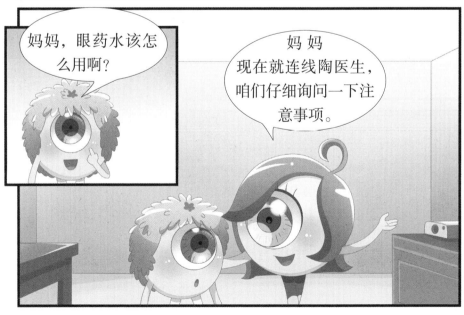

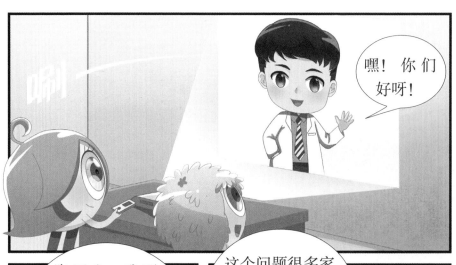

嘿！你们好呀！

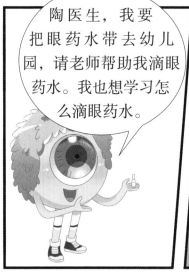

陶医生，我要把眼药水带去幼儿园，请老师帮助我滴眼药水。我也想学习怎么滴眼药水。

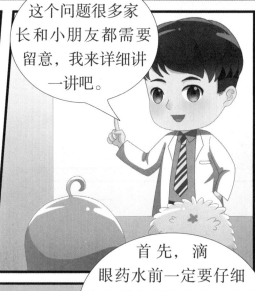

这个问题很多家长和小朋友都需要留意，我来详细讲一讲吧。

首先，滴眼药水前一定要仔细检查手中的眼药水，有些病人误把风油精或胶水当作眼药水使用，非常危险。

核对药品药名

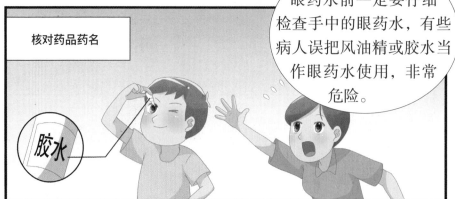

胶水

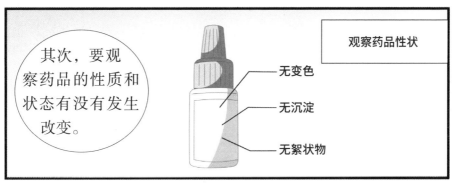

观察药品性状

其次，要观察药品的性质和状态有没有发生改变。

无变色

无沉淀

无絮状物

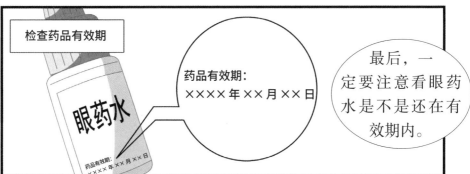

检查药品有效期

药品有效期：
××××年××月××日

眼药水

药品有效期：
××××年××月××日

最后，一定要注意看眼药水是不是还在有效期内。

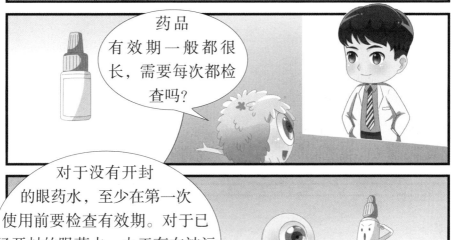

药品有效期一般都很长，需要每次都检查吗？

对于没有开封的眼药水，至少在第一次使用前要检查有效期。对于已经开封的眼药水，由于存在被污染的风险，所以原则上超过开封日期4周就不建议再使用了。

未超过4周

超过4周

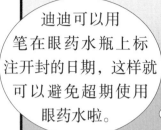

迪迪可以用笔在眼药水瓶上标注开封的日期，这样就可以避免超期使用眼药水啦。

开封日期……

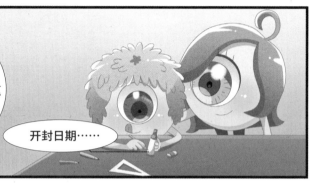

那像家里这种一小支一小支独立包装的眼药水呢？

聚乙烯醇　羧甲基纤维素钠

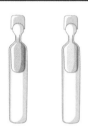

对于这类独立包装的一次性滴眼液，通常建议在开封24小时之内用完，超过24小时就不建议继续使用了。

不能进，你已经开封超过 24 小时了！

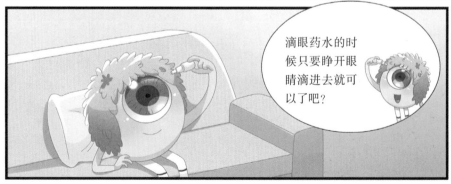

滴眼药水的时候只要睁开眼睛滴进去就可以了吧？

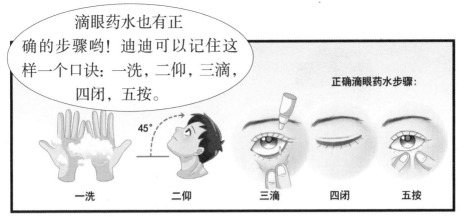

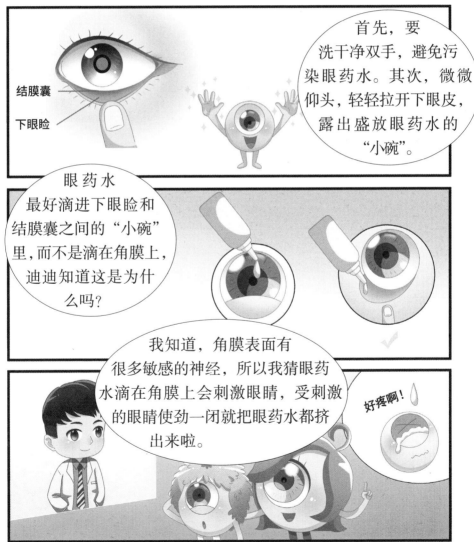

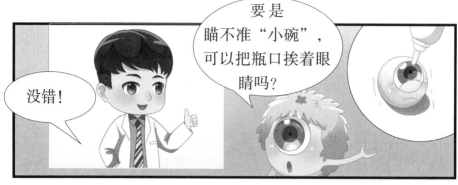

没错!

要是瞄不准"小碗",可以把瓶口挨着眼睛吗?

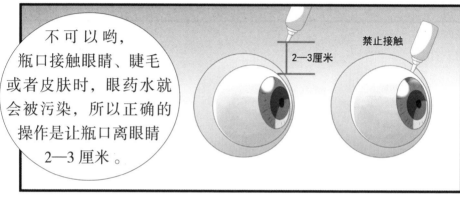

不可以哟,瓶口接触眼睛、睫毛或者皮肤时,眼药水就会被污染,所以正确的操作是让瓶口离眼睛2—3厘米。

2—3厘米

禁止接触

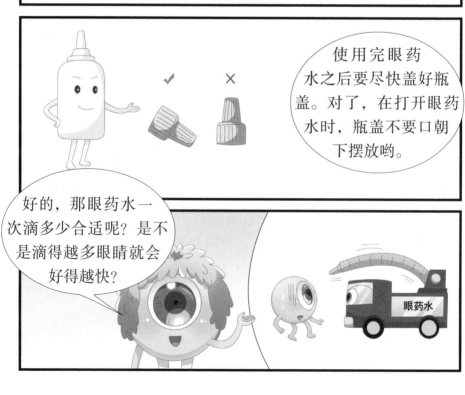

使用完眼药水之后要尽快盖好瓶盖。对了,在打开眼药水时,瓶盖不要口朝下摆放哟。

好的,那眼药水一次滴多少合适呢?是不是滴得越多眼睛就会好得越快?

眼药水

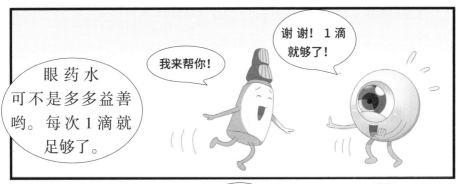

眼药水可不是多多益善哟。每次1滴就足够了。

我来帮你!

谢谢! 1滴就够了!

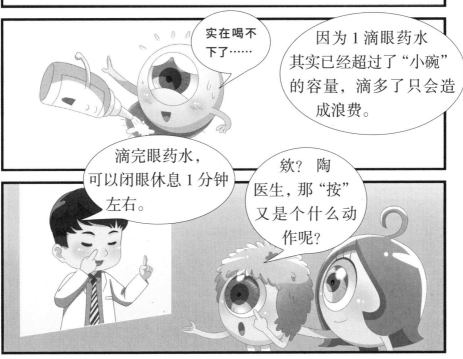

实在喝不下了……

因为1滴眼药水其实已经超过了"小碗"的容量,滴多了只会造成浪费。

滴完眼药水,可以闭眼休息1分钟左右。

欸? 陶医生,那"按"又是个什么动作呢?

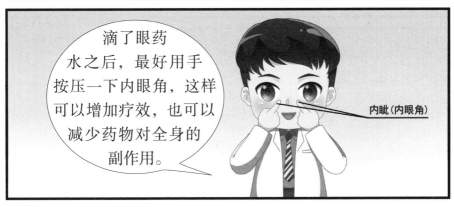

滴了眼药水之后,最好用手按压一下内眼角,这样可以增加疗效,也可以减少药物对全身的副作用。

内眦(内眼角)

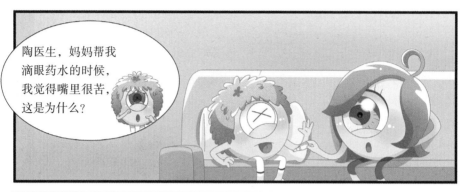

陶医生，妈妈帮我滴眼药水的时候，我觉得嘴里很苦，这是为什么？

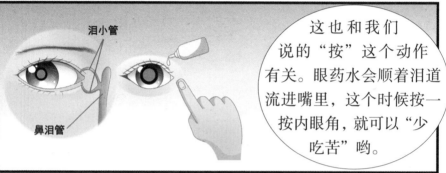

泪小管

鼻泪管

这也和我们说的"按"这个动作有关。眼药水会顺着泪道流进嘴里，这个时候按一按内眼角，就可以"少吃苦"哟。

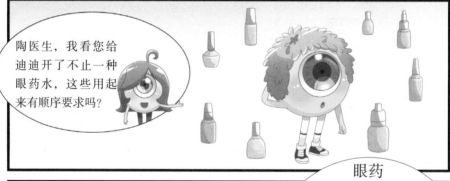

陶医生，我看您给迪迪开了不止一种眼药水，这些用起来有顺序要求吗？

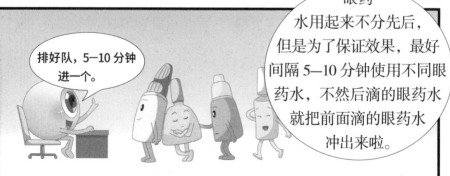

排好队，5—10分钟进一个。

眼药水用起来不分先后，但是为了保证效果，最好间隔5—10分钟使用不同眼药水，不然后滴的眼药水就把前面滴的眼药水冲出来啦。

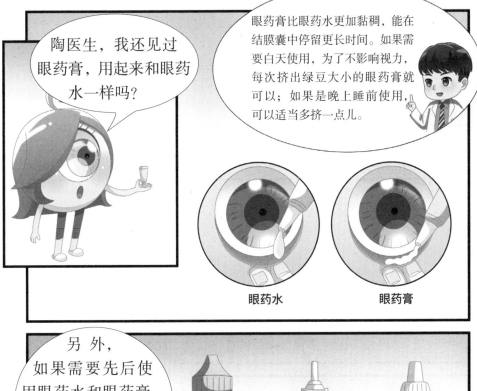

眼药膏比眼药水更加黏稠，能在结膜囊中停留更长时间。如果需要白天使用，为了不影响视力，每次挤出绿豆大小的眼药膏就可以；如果是晚上睡前使用，可以适当多挤一点儿。

陶医生，我还见过眼药膏，用起来和眼药水一样吗？

眼药水　　　　眼药膏

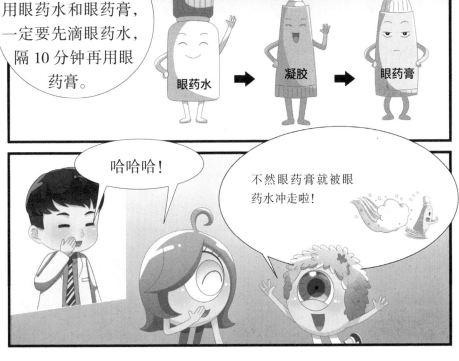

另外，如果需要先后使用眼药水和眼药膏，一定要先滴眼药水，隔10分钟再用眼药膏。

眼药水　→　凝胶　→　眼药膏

哈哈哈！

不然眼药膏就被眼药水冲走啦！

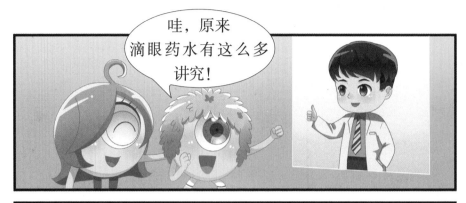

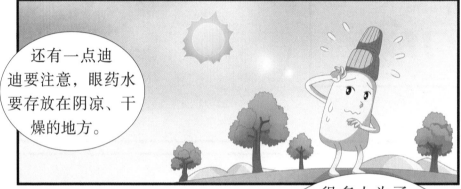

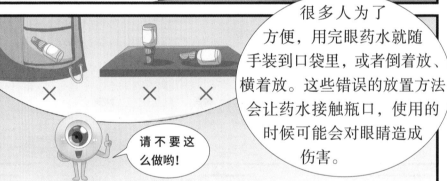

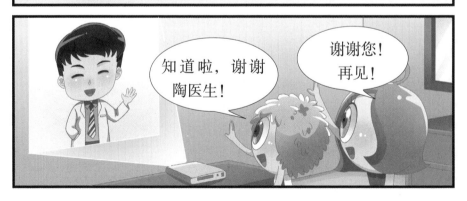

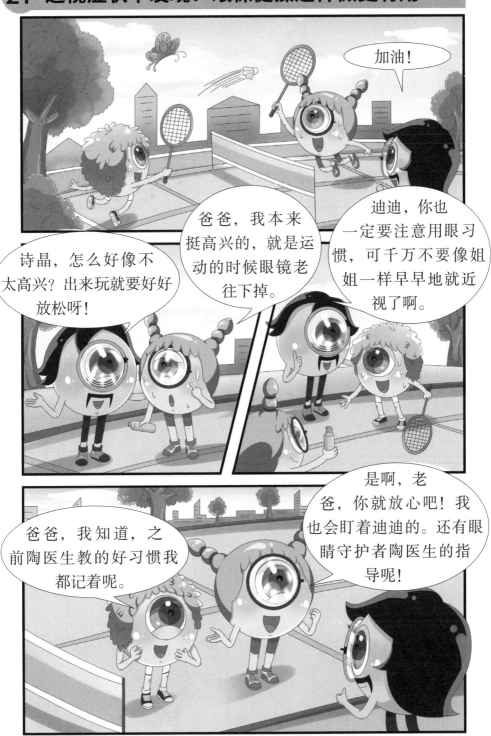

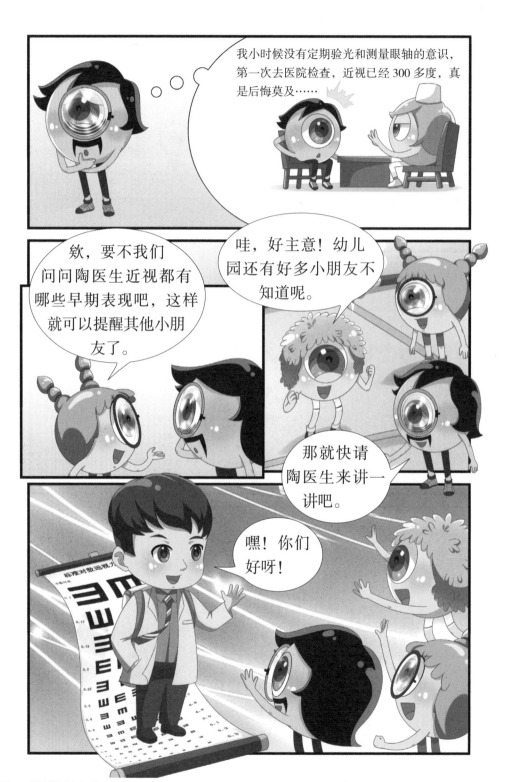

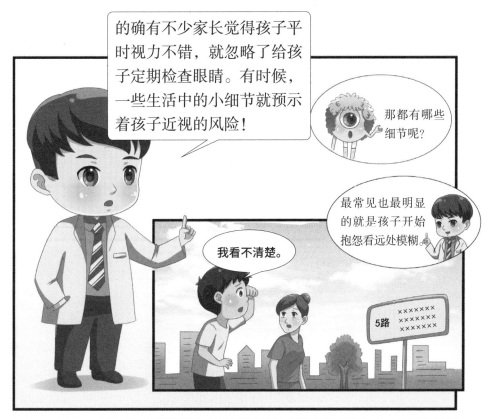

的确有不少家长觉得孩子平时视力不错，就忽略了给孩子定期检查眼睛。有时候，一些生活中的小细节就预示着孩子近视的风险！

那都有哪些细节呢？

最常见也最明显的就是孩子开始抱怨看远处模糊。

我看不清楚。

5路

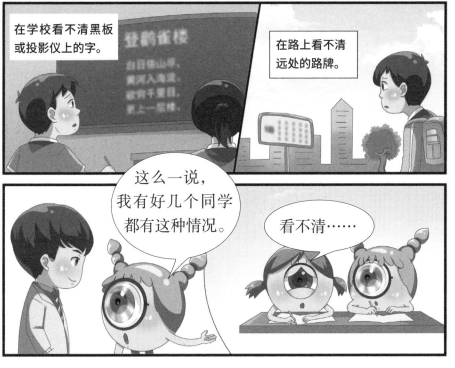

在学校看不清黑板或投影仪上的字。

登鹳雀楼

白日依山尽，
黄河入海流。
欲穷千里目，
更上一层楼。

在路上看不清远处的路牌。

这么一说，我有好几个同学都有这种情况。

看不清……

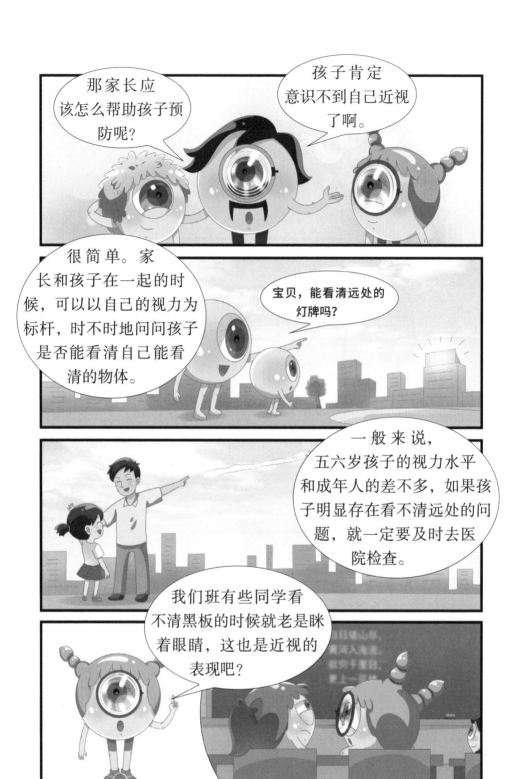

没错。
孩子看远处时眯眼睛或者皱眉，可能也表明孩子正处于近视的早期阶段。

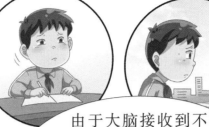

由于大脑接收到不清晰的视觉信号，身体会本能地调整，通过各种努力"尝试"重新看清。皱眉就是一种不由自主的表现。

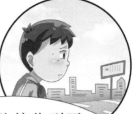

眯眼时上下眼皮成为眼睛这台相机额外的"光圈"，像小孔一般的光圈会让相机的"景深"增大，形成"小孔效应"，从而提高物体的清晰度，视力也会得到改善。

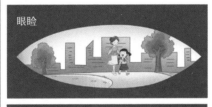

眼睑

景深大

眼睑

景深小

景深是指在一幅摄影画面里景物前后的清晰范围。如果照片从前景到后景都清晰，就表明景深大；如果只有主体清晰，前景和后景都模糊，表明景深小。

需要注意，虽然眯眼会让近视的眼睛看得清楚，但长期眯眼会导致视疲劳，近视度数也会越来越高。

因此，如果家长发现孩子看远处时眯眼，就要拉响近视防控的警报！

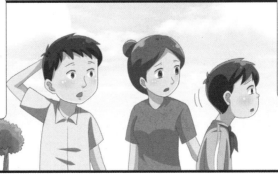

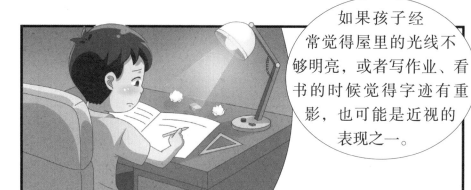

如果孩子经常觉得屋里的光线不够明亮，或者写作业、看书的时候觉得字迹有重影，也可能是近视的表现之一。

写作业时眼睛和书本贴得过近，虽然能让近视的孩子暂时看清楚，但会消耗眼睛更多的力气，靠这种方式看清书本，只会加速近视的发展。

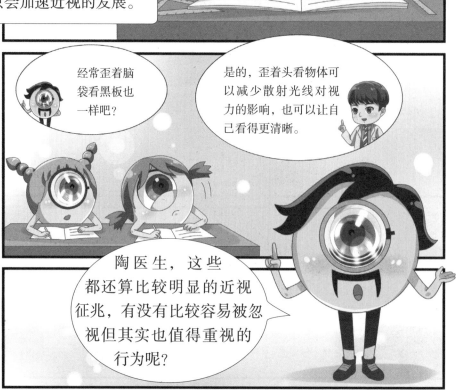

经常歪着脑袋看黑板也一样吧？

是的，歪着头看物体可以减少散射光线对视力的影响，也可以让自己看得更清晰。

陶医生，这些都还算比较明显的近视征兆，有没有比较容易被忽视但其实也值得重视的行为呢？

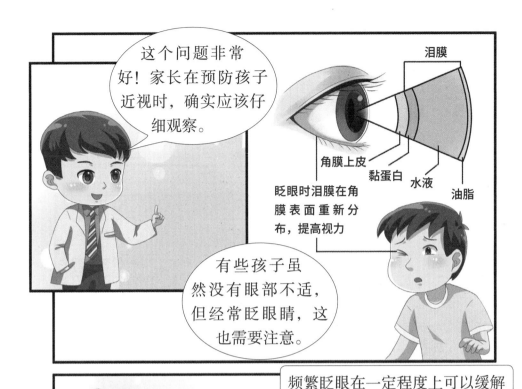

这个问题非常好! 家长在预防孩子近视时,确实应该仔细观察。

泪膜

角膜上皮　黏蛋白　水液　油脂

眨眼时泪膜在角膜表面重新分布,提高视力

有些孩子虽然没有眼部不适,但经常眨眼睛,这也需要注意。

频繁眨眼在一定程度上可以缓解看物体不清楚的症状,暂时提高视力。反过来说,孩子很有可能患上了近视,所以才频繁眨眼睛。

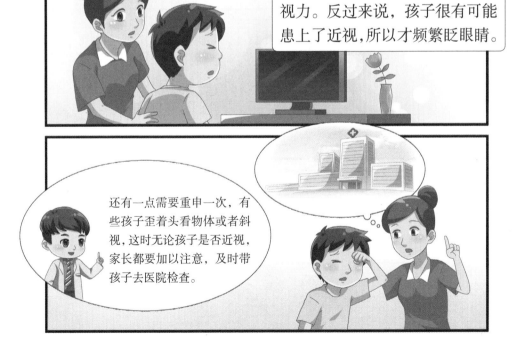

还有一点需要重申一次,有些孩子歪着头看物体或者斜视,这时无论孩子是否近视,家长都要加以注意,及时带孩子去医院检查。

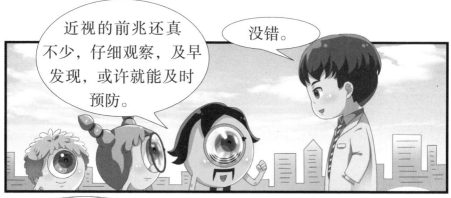

近视的前兆还真不少，仔细观察，及早发现，或许就能及时预防。

没错。

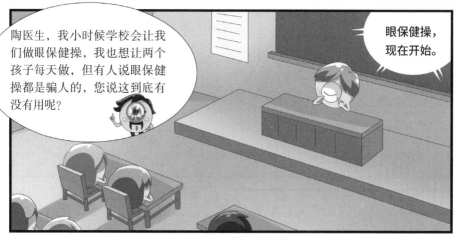

陶医生，我小时候学校会让我们做眼保健操，我也想让两个孩子每天做，但有人说眼保健操都是骗人的，您说这到底有没有用呢？

眼保健操，现在开始。

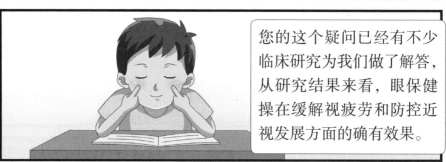

您的这个疑问已经有不少临床研究为我们做了解答，从研究结果来看，眼保健操在缓解视疲劳和防控近视发展方面的确有效果。

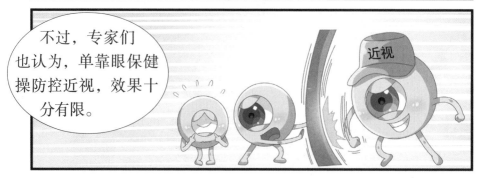

不过，专家们也认为，单靠眼保健操防控近视，效果十分有限。

近视

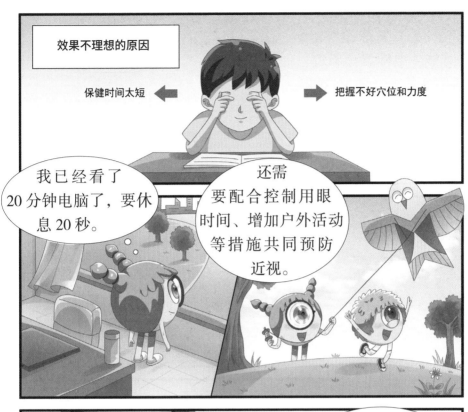

效果不理想的原因

保健时间太短 ← → 把握不好穴位和力度

我已经看了20分钟电脑了，要休息20秒。

还需要配合控制用眼时间、增加户外活动等措施共同预防近视。

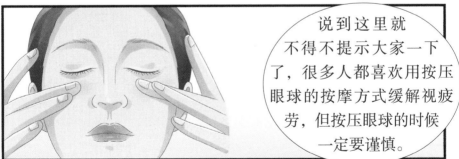

说到这里就不得不提示大家一下了，很多人都喜欢用按压眼球的按摩方式缓解视疲劳，但按压眼球的时候一定要谨慎。

按压眼球在一定程度上改变了眼球的形状，会让视力短暂提升。但这种按压方式可能会对眼部造成不良影响。而对角膜本身就比较脆弱的患者来说，按压眼球尤其可能造成角膜损伤。

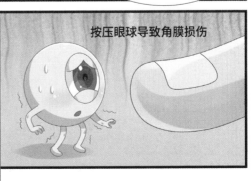

按压眼球导致角膜损伤

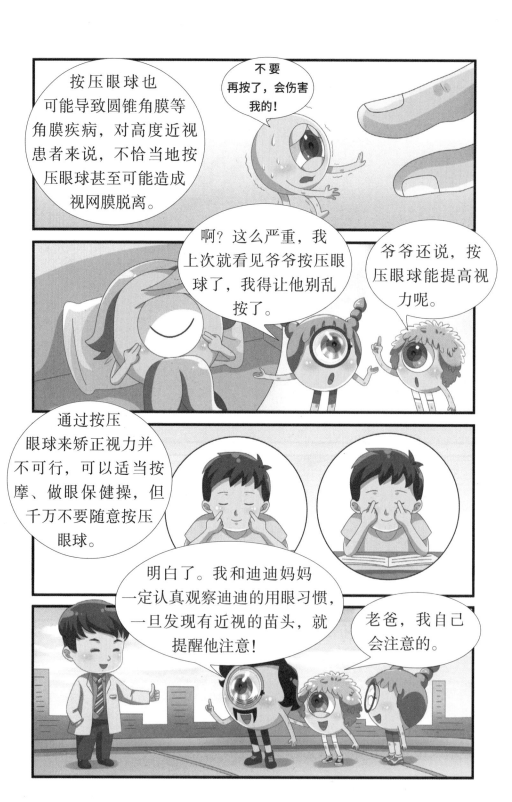

28 保护孩子的眼睛，家长应该怎么做？

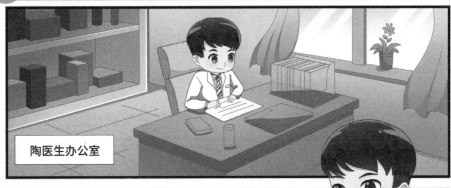

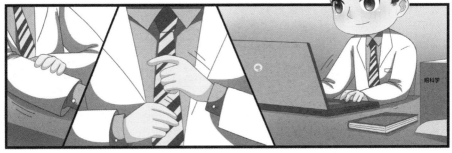

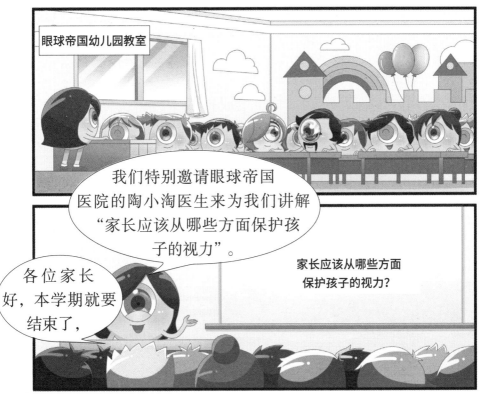

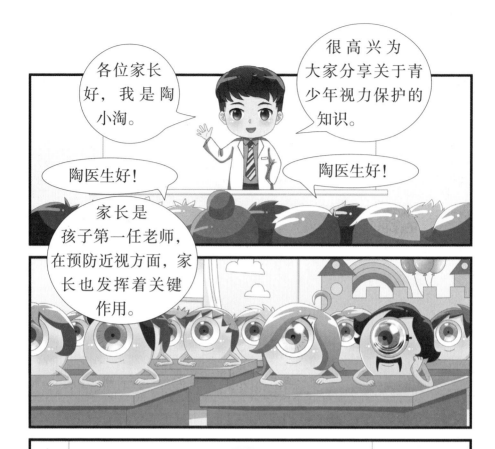

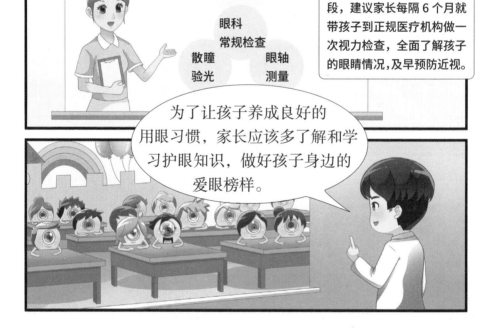

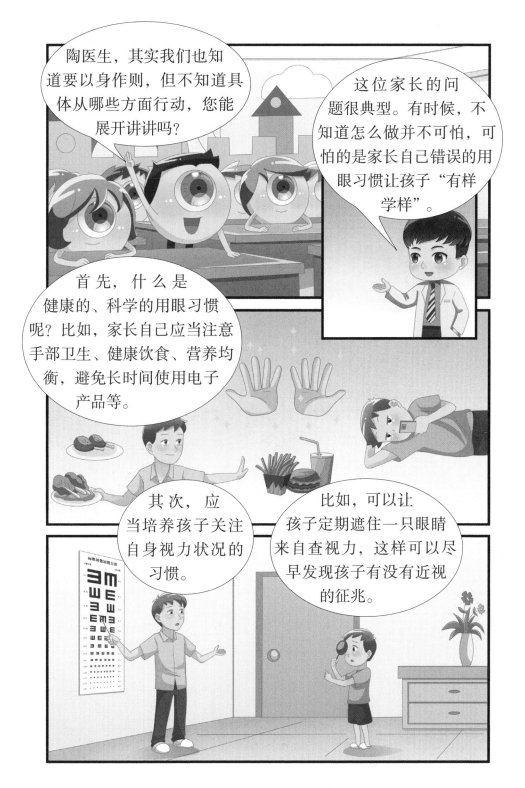

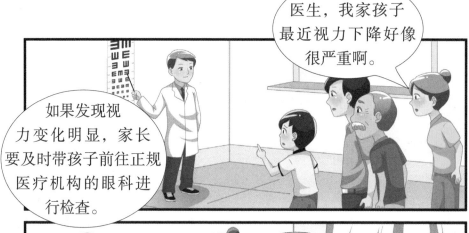

医生，我家孩子最近视力下降好像很严重啊。

如果发现视力变化明显，家长要及时带孩子前往正规医疗机构的眼科进行检查。

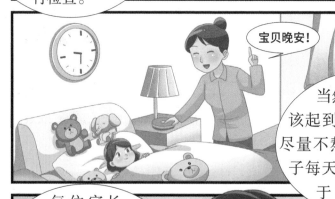

宝贝晚安！

当然，家长也应该起到带头作用，自己尽量不熬夜，同时保障孩子每天的睡眠时间不少于10小时。

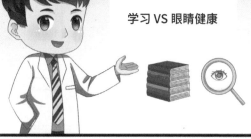

每位家长都希望孩子能好好学习，有光明美好的未来。但是，也需要平衡孩子的学习与眼睛健康之间的关系。有几个要点需要家长们注意。

学习 VS 眼睛健康

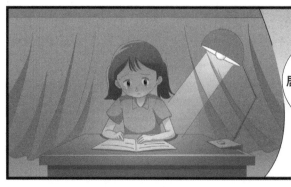

一、尽可能为孩子提供明亮、适宜的居家环境和学习布光。不要让孩子在明暗参差的环境里学习。

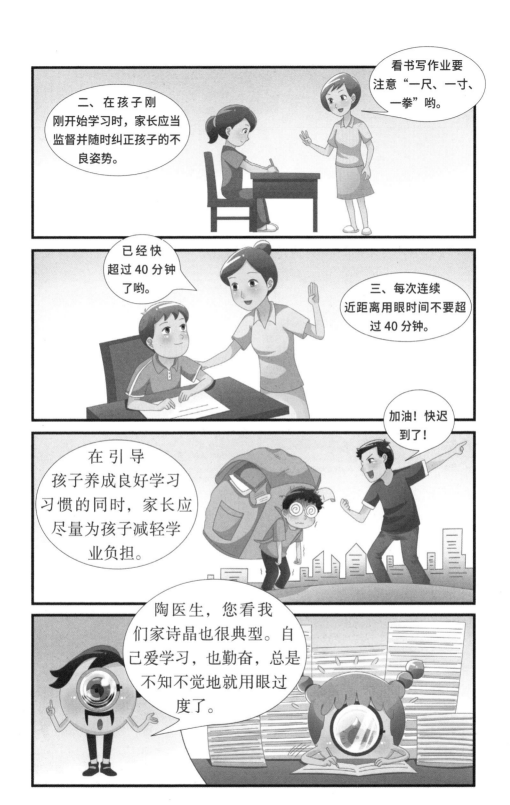

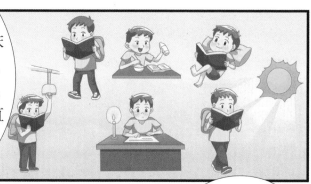

像诗晶这种情况，我们就要叮嘱她不要在走路、吃饭、卧床时看书或使用电子产品，不要在晃动的交通工具、光线昏暗的场所、阳光直射的环境里看书或使用电子产品。

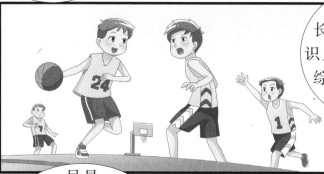

此外，家长还应该正确认识户外运动对孩子综合素质提升的重要性。

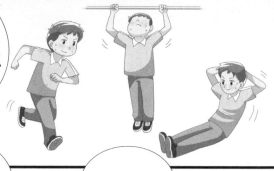

尽量保证每天不少于2小时的户外运动，积极参加体育锻炼，既可以保护视力，又能增强身体素质。

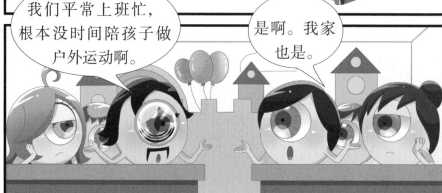

我们平常上班忙，根本没时间陪孩子做户外运动啊。

是啊。我家也是。

小贴士: 可跳转第 8 节查看远视储备相关内容哟!

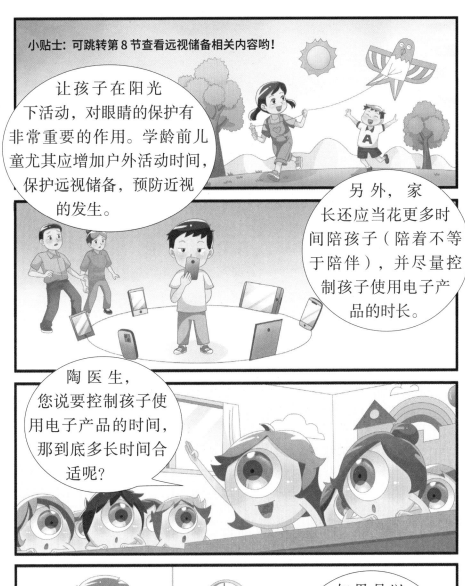

让孩子在阳光下活动,对眼睛的保护有非常重要的作用。学龄前儿童尤其应增加户外活动时间,保护远视储备,预防近视的发生。

另外,家长还应当花更多时间陪孩子(陪着不等于陪伴),并尽量控制孩子使用电子产品的时长。

陶医生,您说要控制孩子使用电子产品的时间,那到底多长时间合适呢?

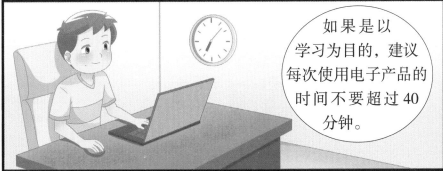

如果是以学习为目的,建议每次使用电子产品的时间不要超过 40 分钟。

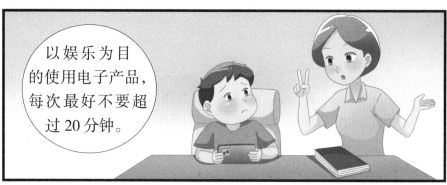

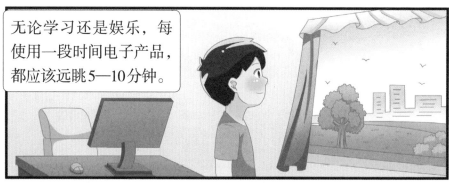

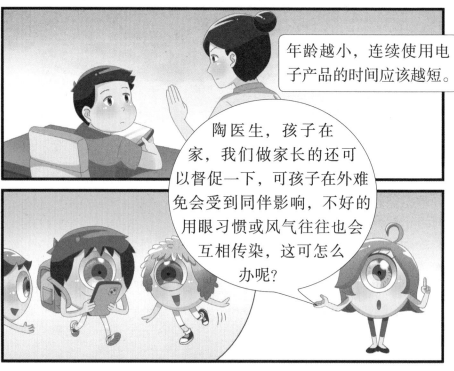

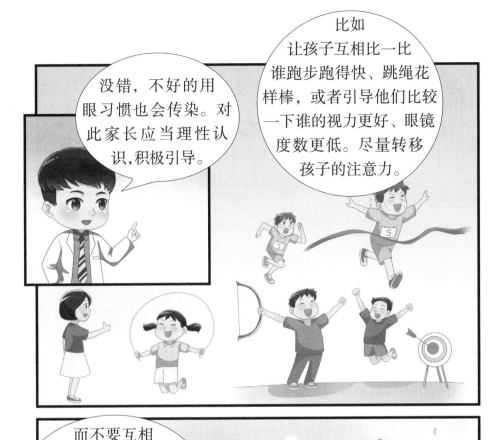

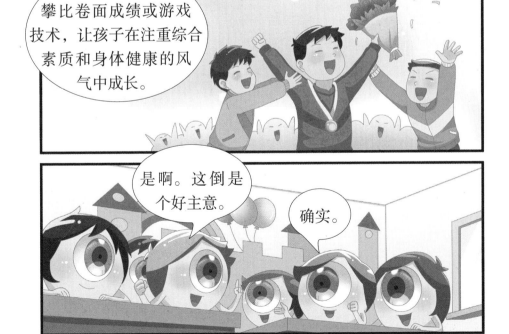

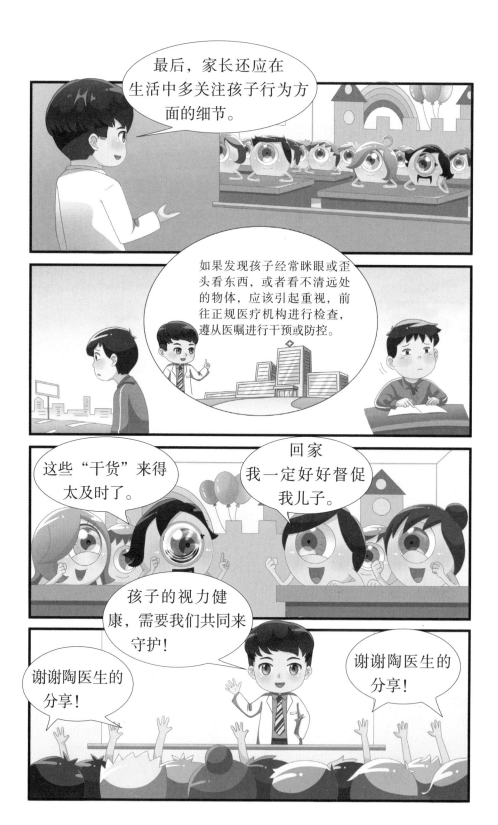

29 警惕生活中可能伤害眼睛的几大场景

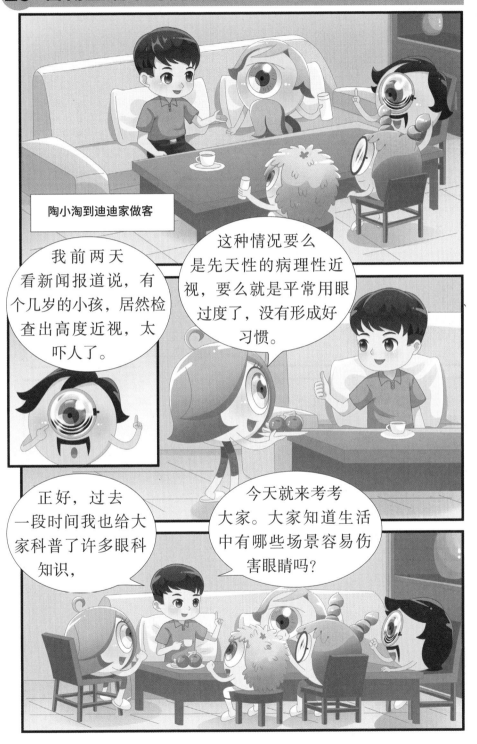

陶小淘到迪迪家做客

我前两天看新闻报道说，有个几岁的小孩，居然检查出高度近视，太吓人了。

这种情况要么是先天性的病理性近视，要么就是平常用眼过度了，没有形成好习惯。

正好，过去一段时间我也给大家科普了许多眼科知识，

今天就来考考大家。大家知道生活中有哪些场景容易伤害眼睛吗？

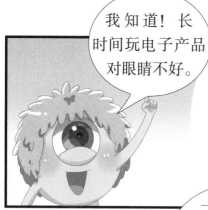

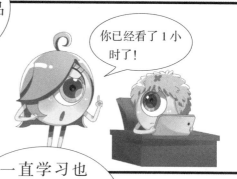

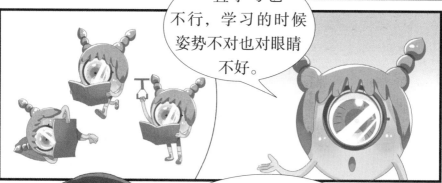

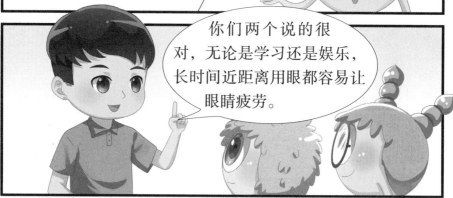

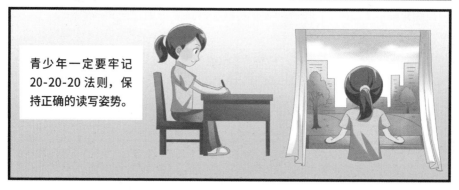

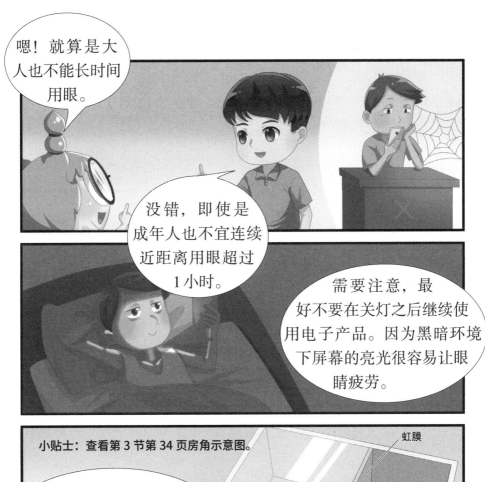

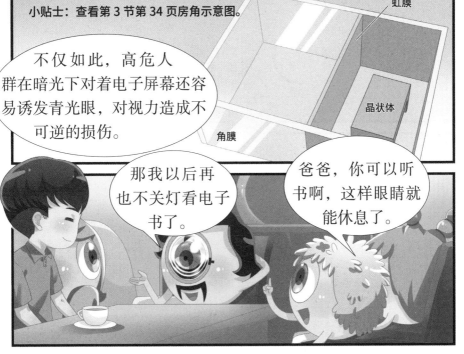

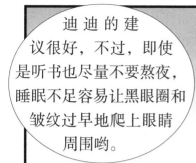

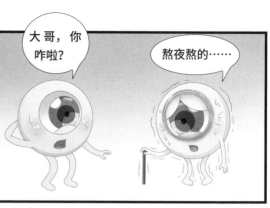

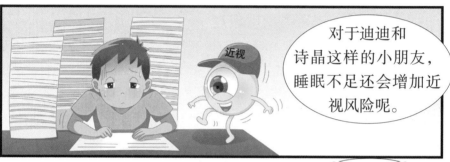

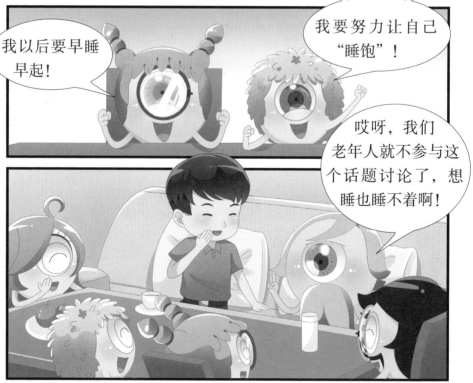

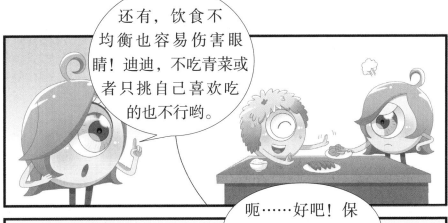

还有，饮食不均衡也容易伤害眼睛！迪迪，不吃青菜或者只挑自己喜欢吃的也不行哟。

呃……好吧！保护眼睛真不是件容易的事情！

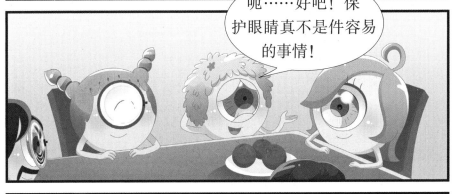

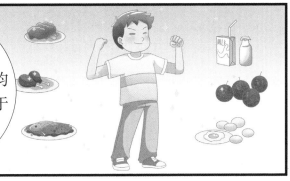

的确，眼睛是心灵的窗户，保护眼睛可是我们的终身大事。均衡的饮食结构不仅有利于保持体形，对眼睛的健康也至关重要。

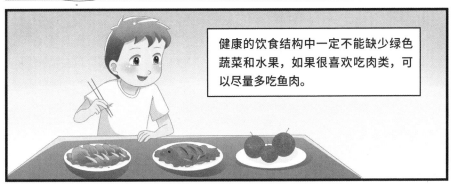

健康的饮食结构中一定不能缺少绿色蔬菜和水果，如果很喜欢吃肉类，可以尽量多吃鱼肉。

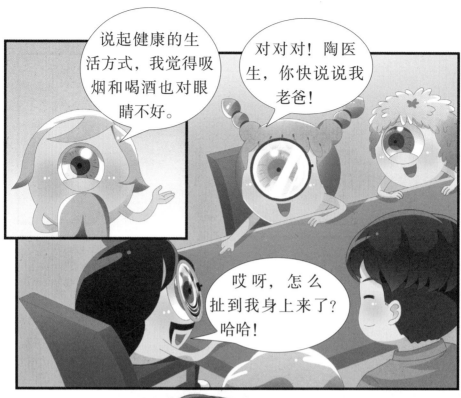

说起健康的生活方式，我觉得吸烟和喝酒也对眼睛不好。

对对对！陶医生，你快说说我老爸！

哎呀，怎么扯到我身上来了？哈哈！

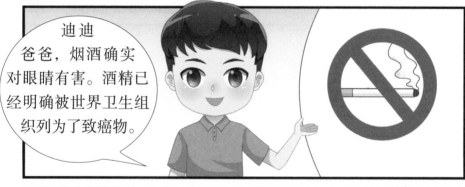

迪迪

爸爸，烟酒确实对眼睛有害。酒精已经明确被世界卫生组织列为了致癌物。

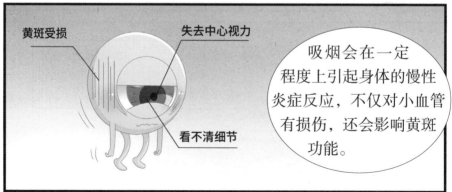

黄斑受损

失去中心视力

看不清细节

吸烟会在一定程度上引起身体的慢性炎症反应，不仅对小血管有损伤，还会影响黄斑功能。

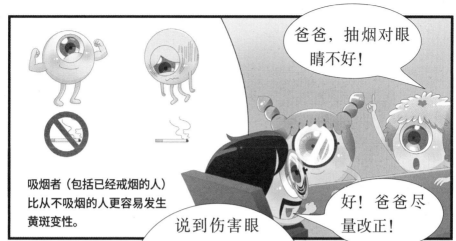

吸烟者（包括已经戒烟的人）比从不吸烟的人更容易发生黄斑变性。

爸爸，抽烟对眼睛不好！

好！爸爸尽量改正！

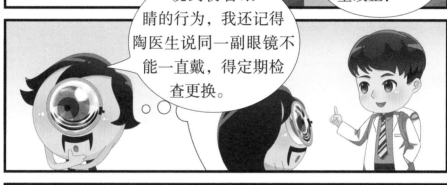

说到伤害眼睛的行为，我还记得陶医生说同一副眼镜不能一直戴，得定期检查更换。

成年人1—2年就需要更换眼镜，青少年每半年就得检查一次，如果度数加深，就得及时调整。

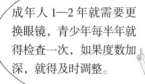

< 1—2 年

< 半年

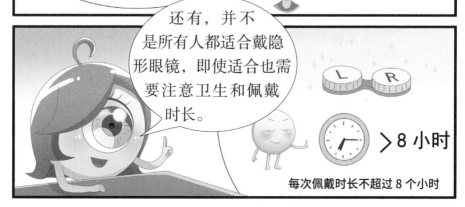

还有，并不是所有人都适合戴隐形眼镜，即使适合也需要注意卫生和佩戴时长。

L R

> 8 小时

每次佩戴时长不超过 8 个小时

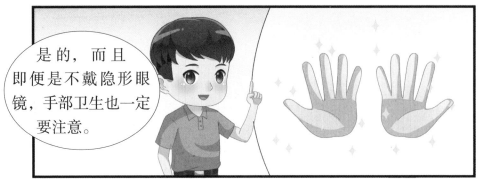

是的，而且即便是不戴隐形眼镜，手部卫生也一定要注意。

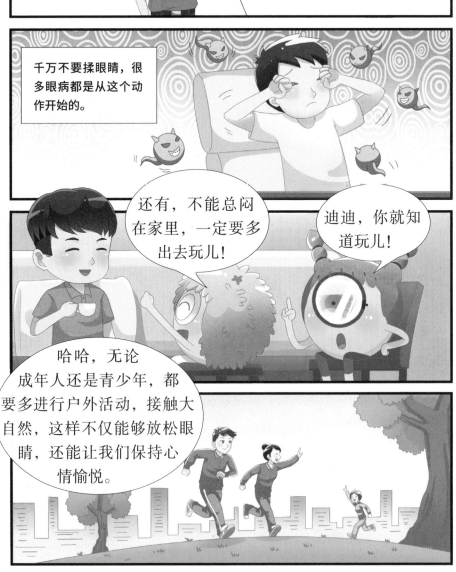

千万不要揉眼睛，很多眼病都是从这个动作开始的。

还有，不能总闷在家里，一定要多出去玩儿！

迪迪，你就知道玩儿！

哈哈，无论成年人还是青少年，都要多进行户外活动，接触大自然，这样不仅能够放松眼睛，还能让我们保持心情愉悦。

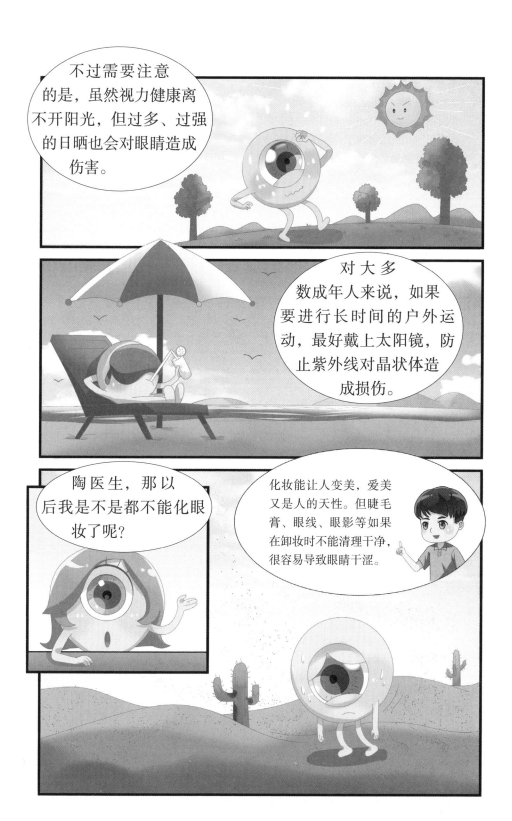

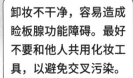

卸妆不干净，容易造成睑板腺功能障碍。最好不要和他人共用化妆工具，以避免交叉污染。

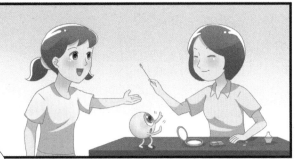

迪迪、诗晶，今天陶医生又给大家"补课"了，你们都记住没有？

记住啦！

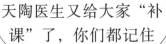

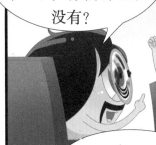

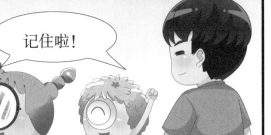

还有你的烟，也要少抽！

我也记住了。

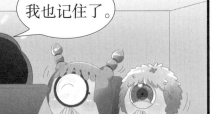

哈哈哈哈！

大朋友、小朋友们，生活中会伤害眼睛的行为可不止这些哟，大家千万要注意，一定要好好保护眼睛！

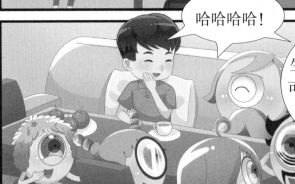

APPENDIX

附录

未来视界
真奇妙

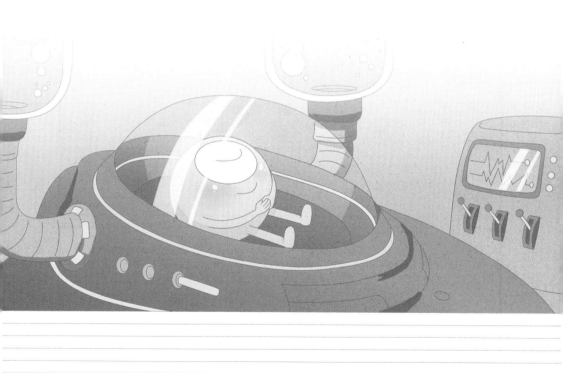

人造眼球大猜想！脑机接口能用在眼睛上吗？

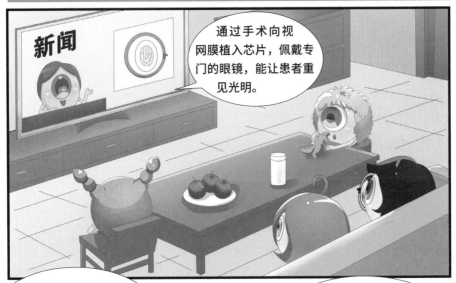

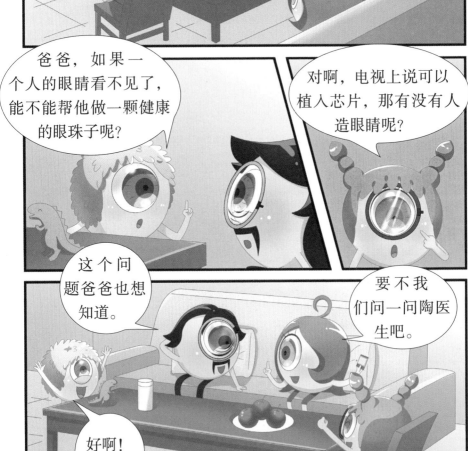

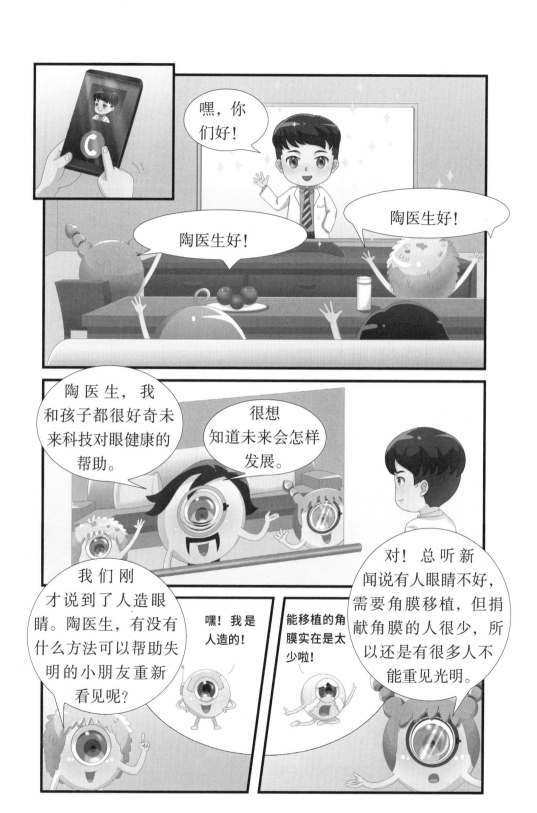

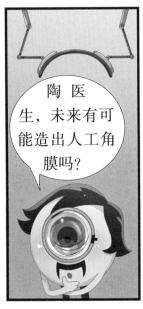

陶医生,未来有可能造出人工角膜吗?

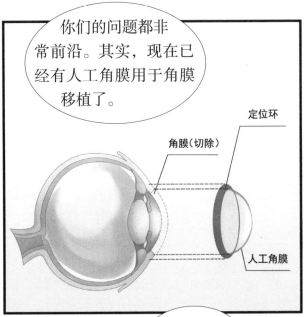

你们的问题都非常前沿。其实,现在已经有人工角膜用于角膜移植了。

定位环

角膜(切除)

人工角膜

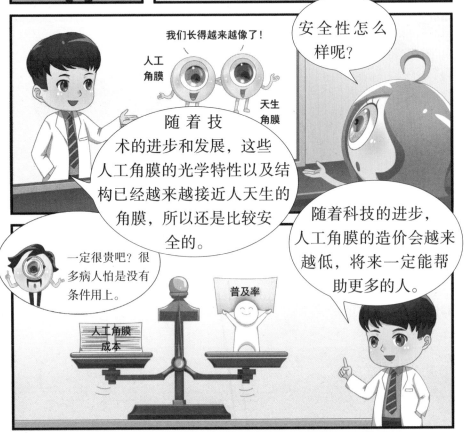

我们长得越来越像了!

人工角膜

天生角膜

随着技术的进步和发展,这些人工角膜的光学特性以及结构已经越来越接近人天生的角膜,所以还是比较安全的。

安全性怎么样呢?

一定很贵吧?很多病人怕是没有条件用上。

随着科技的进步,人工角膜的造价会越来越低,将来一定能帮助更多的人。

普及率

人工角膜成本

太棒啦！角膜可以人造，那眼睛其他结构可以人造吗？

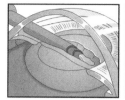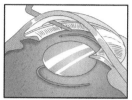

白内障超声乳化联合人工晶体植入术

当然有啦，就以白内障为例，目前最有效的治疗手段依然是手术摘除混浊的晶状体后，放一个人工晶状体。

白内障手术：将变混浊的晶状体通过超声的方式取出，再将人工晶状体放进眼部，让眼睛的屈光通路重新变得澄澈。

白内障

人工晶状体

但是，早期的人工晶状体并不完美，它只有一个焦点，这就导致白内障患者在术后不能同时看清近处和远处。

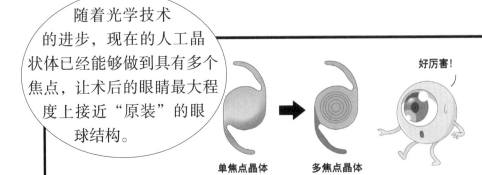

随着光学技术的进步，现在的人工晶状体已经能够做到具有多个焦点，让术后的眼睛最大程度上接近"原装"的眼球结构。

好厉害！

单焦点晶体　多焦点晶体

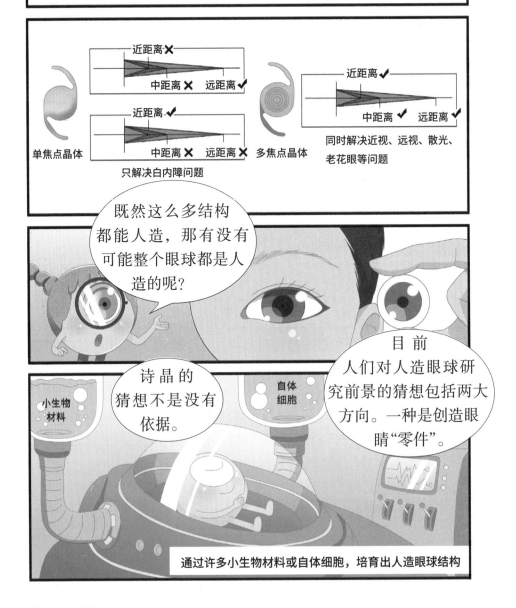

近距离✗
中距离✗　远距离✓

近距离✗
中距离✗　远距离✗

单焦点晶体

只解决白内障问题

近距离✓
中距离✓　远距离✓

多焦点晶体

同时解决近视、远视、散光、老花眼等问题

既然这么多结构都能人造，那有没有可能整个眼球都是人造的呢？

诗晶的猜想不是没有依据。

目前人们对人造眼球研究前景的猜想包括两大方向。一种是创造眼睛"零件"。

小生物材料

自体细胞

通过许多小生物材料或自体细胞，培育出人造眼球结构

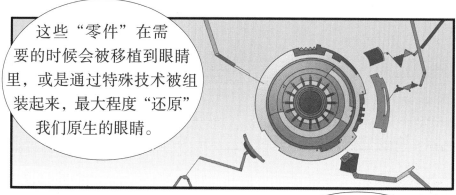

这些"零件"在需要的时候会被移植到眼睛里，或是通过特殊技术被组装起来，最大程度"还原"我们原生的眼睛。

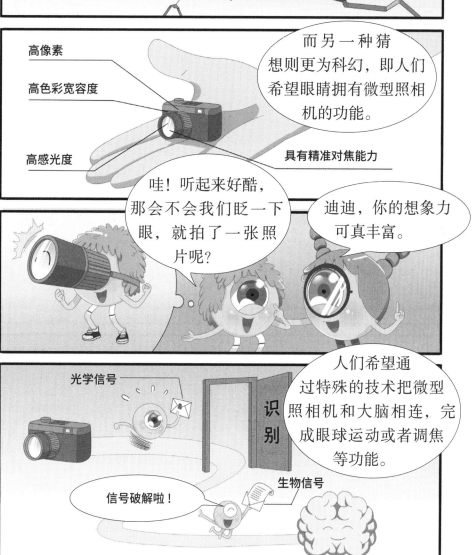

而另一种猜想则更为科幻，即人们希望眼睛拥有微型照相机的功能。

高像素

高色彩宽容度

高感光度

具有精准对焦能力

哇！听起来好酷，那会不会我们眨一下眼，就拍了一张照片呢？

迪迪，你的想象力可真丰富。

光学信号

识别

人们希望通过特殊的技术把微型照相机和大脑相连，完成眼球运动或者调焦等功能。

信号破解啦！

生物信号

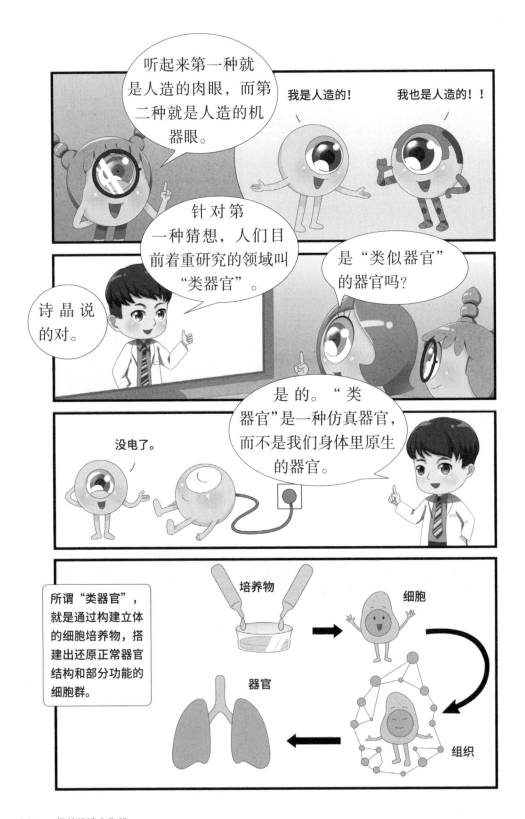

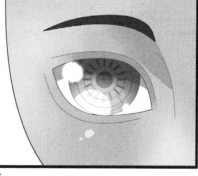

"类器官"的原理和具体构造比较复杂，迪迪和诗晶只要有所了解就可以了。

那第二种猜想现在有成功的案例吗？

我国香港地区已经有学者突破了重重技术难题，制造出了这种人造机器眼的模型。

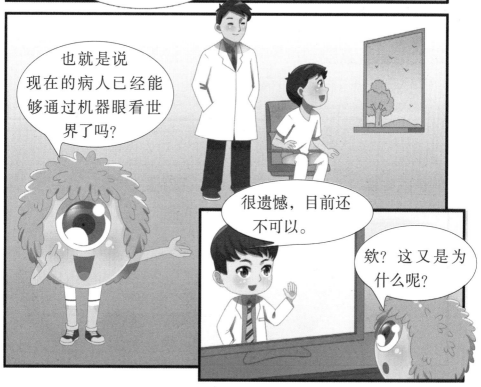

也就是说现在的病人已经能够通过机器眼看世界了吗？

很遗憾，目前还不可以。

欸？这又是为什么呢？

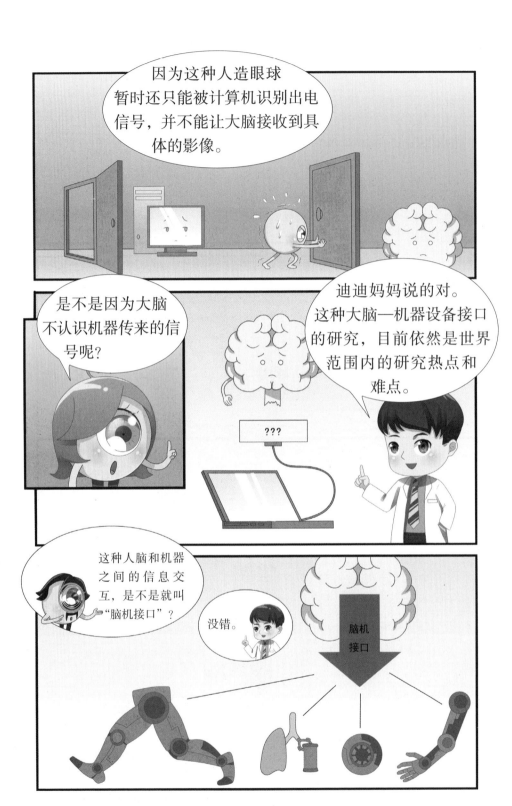

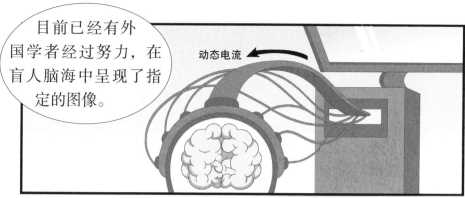

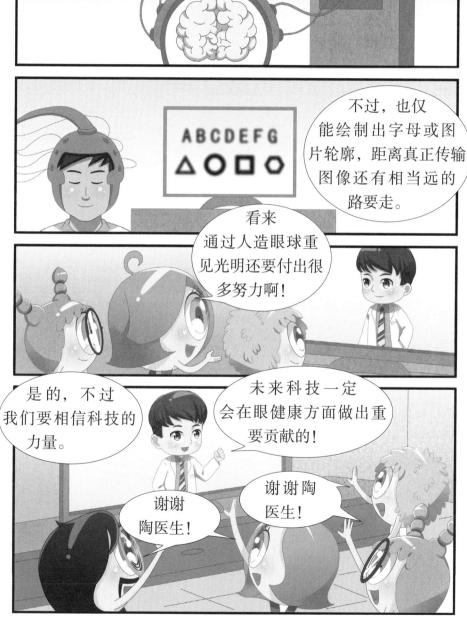

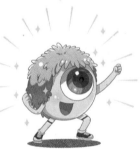

保护眼睛
大作战